なぜ、「おなかをすかせる」と病気にならないのか?

石原結實
医学博士／イシハラクリニック院長
Yūmi Ishihara

プレジデント社

その健康法はあなたに合っていますか？——はじめに

実は、生姜や断食をブームにしたのは私です

私はこれまでに約280冊の本を著し、食べ方や体づくりの方法などをお伝えしてきました。健康法やダイエットにあまり関心がない方でも、「生姜紅茶」や「プチ断食」という言葉を耳にしたことがある方もいらっしゃるのではないでしょうか。どちらも私が提案している健康法の一つで、ブームにもなりました。

大きな話題になればなるほど、言葉だけが一人歩きして「眉唾もの」と思われる方もいらっしゃるかもしれません。

誤解していただきたくないのですが、生姜を飲み物や食事に取り入れておくだけで必ず健康になる、断食だけで必ずきれいな体を手に入れられる、ということではありません。

私が提案する健康法はすべて、〝人間が本来持っている機能を十分に活かすこと〟をねらいとしているのです。

生姜も断食も、そのための手段の一つなのです。

なぜ、医者が増えているのに病気は減らないのか？

こんな数字があります。日本の医師数は、１９７５年から２０１４年までの約40年間で、約13万人から約30万人に増えています。実に２・５倍近い増加です。医者が増えたのですから病気は減ってもよさそうなものですが、実際は逆の現象が起きています。

ガンによる死亡者数も、心筋梗塞をはじめとする心疾患の患者数も、年々増加していますし、国民の多くが高血圧や糖尿病など何らかの生活習慣病にかかっているといってもいいような状況です。

医学は進歩を遂げているのに、なぜでしょう。現代医学の主流である西洋医学的な予防法や治療法がどこかでボタンを掛け違えているのではないかという疑問も生じてきます。

一方で「人間」の進歩を振り返ると、約30億年前にまで遡ります。今から30億年前、海中に誕生したアメーバ様の単細胞生物は、魚類、両生類、は虫類、哺乳類（サル→人間）と進化を遂げました。人間は今でも母親の胎内でこの変化を再現して生まれてきます。私たちの生命は、アメーバ時代から連綿として続いているのです。

私たちの体内にある60兆個の細胞には、30億年間、進化を続けながら経験してきたことすべてが記憶されています。

体のサインに耳を傾けることが健康の第一歩

ヒトの本能は、この長い進化の過程で、病気から逃れ健康を守るにはどうすべきかを存分に知り尽くしているのです。

食事から時間が経つとお腹がすく。

風邪をひくと熱が出る。

こうした現象は本能によるサインで、一つ一つに深い理由があります。これらのサインに耳を傾け、従うことが何よりもまず大事なのです。


今日、一般的に言われている「塩分を控えなさい」「水をたくさん飲みなさい」「朝食は必ず食べなさい」といった提言は、数百年の歴史しかない科学としての医学や栄養学のアプローチです。

これらを鵜呑みにすることが、どれほどあなたを健康から遠ざけていていることか。


「塩分はしっかりとるべき」

「水分のとりすぎは病気につながる」

「無理してまで朝食は食べるべきではない」


私はむしろ、このように考えています。詳しくは後段で解説していますが、食べることは、個々の体質や習慣との関係で考えるべきですし、そのために私たちの体はしっかりサインを出しています。

炭水化物はダイエットの敵じゃない！

年齢を重ねてくると誰でも、脂っこいものを食べると胃がもたれる、二日酔いが抜けにくい、太りやすくなった、など、さまざまな体の変化が起こります。
これは、体があなたに「その食べ方・飲み方は間違っている」と教えてくれているサインです。これまでの習慣を見直すべきタイミングにいるのだと考えましょう。

本書では解説のために専門的なデータを引用していますが、私の説く健康法はいたって簡単・明快です。これを読んだあなたが「自分にも思い当たる」と感じたならば、ぜひ実行してみてください。

そうそう、今やダイエットの大敵のようにいわれるお米や麺などの「炭水化物」ですが、痩せたいからといって食べるのをやめてはいけません。第2章に詳しく書きましたが、炭水化物は人間にとって欠くことのできない栄養素です。

「ご飯大好き」大いにけっこうです。

繰り返しになりますが、一番大事なことは、長い年月をかけて獲得した本能の声に耳を傾けることです。

この本には、私が考える「健康のための食べ方・生き方」がひととおり詰まっています。「石原流健康法」の基礎本、と思って読んでいただけると幸いです。

２０１５年１月

石原結實

なぜ、「おなかをすかせる」と病気にならないのか？――目次

目次

第1章 空腹は血液をきれいにし、病気を予防する

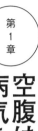

第2章 健康の〝常識〟のウソ？ ホント？

第3章 血液の汚れ「瘀血」は、まず体を温める

第4章

元気に長生きするための〝超〟健康習慣

第5章 自分でできる病気撃退「生活療法」

※本書は2006年小社刊『「おなかのすく人」はなぜ病気にならないのか』を大幅に改訂、再編したものです。

第1章

空腹は血液をきれいにし、病気を予防する

「朝食はしっかり」って、本当に正しいの？

「朝食は、一日の活動のエネルギー源だから、必ず食べなければいけない」
「朝食を抜くと健康に悪い」
西洋医学や栄養学では、こうした考え方が一般的である。

昔のように、日の入りとともに就寝して10時間近く眠り、日の出とともに起き出して、「朝メシ前」の一仕事をしてから食べる朝食は、たしかに意味があるし、必要なものであったろう。

しかし、現代では、食生活が個人によって千差万別で、夜の9時、10時に夕食をとるのも珍しいことではない。さらに深夜に就寝し、5〜6時間の睡眠の後、寝ぼけ眼で起き出す。そんな朝、消化・吸収の役目をする胃腸はまだ目覚めていないし、人によっては前夜の飲食物が胃腸に残っていることもある。このような状態で、朝食を無理して食べても、健康に害になることはあっても、益になることはまずない。

現代の日本人を悩ませている生活習慣病は、高脂血症、高血糖（糖尿病）、高尿酸血症（痛風）、高塩分血症（高血圧）、高体重（肥満）など、すべて「高」がつく病気である。早い話が「食べすぎ病」なのだ。

「食べすぎ病」にかかっている人たちの体が、**「朝から食べたくない」というサインを出しているの**に、無理して朝食を食べることは、病気を悪くすることはあっても、よくすることはあり得ない。

朝食は、英語でbreakfast。これは「fast（断食）をbreak（やめる）して食べる食事」という意味である。前日の夕食後、特に睡眠中は誰でも何も食べずに断食（fast）している。数日ないし一週間程度の「水断食」や「ジュース断食」をしたことのある方はご存知のはずだが、断食中には濃い尿や黒い便など、人間の体が本来持つ旺盛な排泄現象にびっくりさせられる。

人間の生理には**「吸収は排泄を阻害する」**という鉄則がある。逆もまた真なりで**「吸収（食べること）」をしないと、「排泄が促進される」**のである。

排泄物のうち、大便以外はすべて（汗や小便、発疹など）、血液の汚れが、開口部を通して出てきていると考えられる。つまり、こうした排泄物が旺盛に出てくることは、汚れた血液をきれいにし、病気の予防や治療を促していることを意味しているのだ。

断食したような空腹な状態は血液をきれいにし、病気を予防し治すうえで、大変有効な手段なのである。何も本格的な断食をしなくても、**我われは誰でも、毎日ミニ断食をしている。前日の夕食から次の日の朝まで、食事をしない時間がそれに当たる。**

一般に本格的な断食の後は、1日目は重湯と味噌汁の汁、梅干し、大根おろし程度の食事に、2日目にはお粥と1日目と同様の副食に湯豆腐程度の食事にして、徐々に普通食に戻していく（これを「補食」という）。

断食後、急に普通食を食べたりすると、激しい下痢や嘔吐、腹痛に見舞われることもある。これまで、2、3日〜1週間も休んでいた胃腸にとって、普通食はキツすぎるからだ。同様に、毎日の朝食は、ミニ断食後の1食目なのだから、ごく軽い物にするほうがよい。食べたくない人は食べる必要はない。もし食べたくても、高脂血症、高血糖、高尿酸血症、高体重といった「食べすぎ病」で悩んでいる人は、食べる必要はない。

人間の60兆個の細胞のうち、96％は糖分だけをエネルギー源にして生きている。よって、朝食を食べたい人は糖分を補ってあげればよいのだ。胃腸に負担（本格的な消化活動）を強いるような食事をすると、排泄がピタリと止まってしまい、せっかくの「朝の血液浄化の作用」をストップさせることになる。寝起きの断食状態に近い胃腸に負担をかけずに、糖分（ついでに水分とビタミン類も）を補うことが理想である。

そう考えれば、朝食はたとえば、黒砂糖やハチミツ入りの紅茶、というように飲み物だけでも十分である。また、疲れが抜けにくい人や、体のあちこちに不調がある人は、ニンジン2本とリンゴ1個をジューサーでしぼって作る**ニンジン・リンゴジュース**などを飲むと、さらによい。

「腹八分に病なし、腹十二分に医者足らず」

ある講演先で、こうした「朝食を抜く健康法」をテーマに話をしたときのこと。62歳の男性が私の話と同じような自分の経験談を話してくださった。

「ウィークデーは、ほとんど毎日が宴会です。帰りは午前様になり、5～6時間の睡眠の後、起床するのは午前7時ごろ。まったく食欲がない状態で、いつも朝はコーヒー一杯か、緑茶に梅干しを入れたものくらいを口にする程度で、出社します。

それが還暦を迎え、栄養士であった妻から、朝食をしっかり食べないと健康を損なうからと、毎日無理してでも朝食を食べるようにすすめられるようになりました。食欲のない胃袋に、ジャムかバターを塗ったトースト、それに牛乳、サラダなどを無理して詰め込むようになりました。

すると昼時になっても空腹感がなく、昼食も、うまいとは思わなくなりました。また体がだるく、体重も増え出して、3ヵ月で4kg増えてしまったのです。

ちょうどそのころ受けた会社の健康診断で、これまで一回も異常を指摘されたことがなかったのに、血圧、中性脂肪、尿酸、血糖など、生活習慣病を示す数値が上昇しました。朝食をしっかりと食べはじめたことで、症状が悪化したことに気づき、食べるのをやめたところ、だるさや眠さもなくなり、2ヵ月でもとの体重に戻り、血液検査値もすべて正常値になりました」

この方のエピソードは、「朝食は食べるべき」という栄養学の一般的見解が間違っていることを端的に示している。

人類300万年の歴史は、飢餓の歴史でもある。氷河期、洪水、山火事、地震、日照りなど数々の天変地異により、人類は常に食糧不足に見舞われてきた。だから、人間の身体は「空腹」にはどのようにでも対応でき、健康でいられるようになっている。

しかし、朝がきたから、昼になったから、夕食の時間だからと、自動的に胃袋に食物をつめ込む「飽食」に対しては対応がとれない。糖や脂肪やタンパク質などの栄養物をどう処理してよいかわからず、高脂血症、高血糖、高尿酸血症、高体重などの栄養過剰病＝生活習慣病にかかってしまうのである。

人類が「空腹」に強く、「飽食」に弱い証拠に、次のような例が挙げられる。**空腹により血糖が低下したときに血糖を上昇させるホルモンは、**アドレナリン、ノルアドレナリン、コーチゾール、グルカゴン、サイロキシンなど**約10種類もある。**それに対して、**食べすぎて血糖が上昇したときにそれを低下させるホルモンは、わずかインスリン一つ**しか存在しないのである。


「腹八分に病なし、腹十二分に医者足らず」という昔からのいい伝えがある。現代人は「腹十二分」だからこそ医師が増え、医療費を年間約40兆円も費やしながらも、病気や病人が減らないという結果を招いているのだろう。

しかも、体の生理を考えると、老廃物の排泄の時間帯に当たる朝食を抜くのが、いちばん健康増進に役立つことになる。

「朝食を抜くと力が出ない」などという一般論にはあまりこだわらなくてもよい。日本でとりわけ力を出さないといけない職業の人、つまり相撲の力士たちは、一口も朝食を口にしないまま4～5時間に及ぶ猛稽古をする。それを思い浮かべれば「朝食を食べないと力が出ない」という理屈は通らないはずである。

塩分を敵視しすぎると、病気になりやすくなる

「塩分は高血圧や脳卒中の元凶である」

「心臓病には、塩分の摂取を控えるべきだ」

「糖尿病の人は、減塩食にすべきだ」

こうした「塩悪玉説」が唱えられるようになって久しい。


１９５０年代、日本に来た米国のダール博士が、鹿児島から青森までを調査した。その結果、鹿児島の人たちの平均塩分摂取量は14ｇ／日で高血圧の発症率が約20％だった。北に行くに従って、塩分の摂取量が増加するとともに高血圧も増加し、青森の人たちの塩分摂取量が約28ｇ／日、高血圧の発症率が約40％にも達していることがわかった。そのため、「塩分＝高血圧の元凶」と結論づけられたのである。

この調査結果を受けて、1960年ごろより東北地方を中心に減塩運動が始まり、やがてそれが全国に波及していく。おかげで我われは減塩醤油、減塩味噌、減塩梅干しなどを食べる機会が増えていった。

それで、高血圧が減ったかというと、減るどころかむしろ増加傾向にある。先に見たとおり、いまや高血圧患者は5000万人もいるという。

生命の祖先は、30億年前に海の中に誕生し、長い間を海で過ごし、3億年前のデボン紀に一部の生物が陸にはい上がってきた。それまで海水の中に棲み、海水からすべての栄養を吸収していたのだから、そのまま陸に上がると、干からびてしまう。

それを防ぐために、**陸にはい上がってきた生物は「海水」を体に抱きかかえていた**。それが、血液である。血液は、血潮ともいわれるように、なめると塩辛い。血液に限らず、涙も、鼻水もすべての体液は塩辛い。つまり、**我われの60兆個の細胞は、いまでも海水の中に浮かんでいるようなもの**なのである。

嘔吐や下痢、または異常な発汗や水分摂取不足などで脱水症状に陥ったとき、普通の水を飲んでも胃腸から十分に吸収されないどころか、人間の体はさらにひどい嘔吐や下痢を引き起こし、水を排泄しようとする。脱水により、水と共に失われた塩分（ナトリウム、カリウム、塩素、マグネシウムなどで、NaCl＝塩化ナトリウムがその中心）が、水を加えることによってさらに薄められることを嫌うからである。これを「自発的脱水」という。

塩分も体に悪いのではなく、要は出すことなのだ。塩分は十分にとって体内で利用し、汗や尿で体の外へ排泄すればよいのである。

というのは、塩分（特に化学的な合成塩の食塩ではなく、約１００種類のミネラルを含む自然塩）には、次のような作用があるからである。

①新陳代謝を促して、体温を上げる
②体液の浸透圧を一定に保ち、水分の代謝や体液のpHを維持する
③神経の興奮の伝達にかかわる
④筋肉の収縮作用をつかさどる
⑤胃液、腸液、胆汁などの消化液の原料となる

⑥体内の有害物を解毒する

「塩分性善説」を裏付ける調査結果が、世界的に権威のある英国の医学誌"Lancet"に掲載されたことがある。

25歳から75歳までの20万7729人を対象に行なわれた米国の国民栄養調査で、その一項目に塩分の摂取量が取り上げられている。

食塩の一日平均摂取量を少ないほうから多いほうに四段階のグループに分け、あらゆる病気での死亡率が比較された。

その結果は、これまでの常識をくつがえすもので「食塩摂取量の一番多いグループの死亡率が一番低く、食塩摂取量が少なくなるほど死亡率が高くなっている」のである。高血圧や脳卒中、心筋梗塞などの循環器疾患での死亡率も、食塩摂取量の少ないグループほど高かったとしている。

この論文を書いたM・H・アルダーマン博士は、「世界の先進国で一番食塩摂取量の多い日本人が、世界最長寿であることを思い起こしてみなさい」と述べている。

食塩摂取量と死亡率

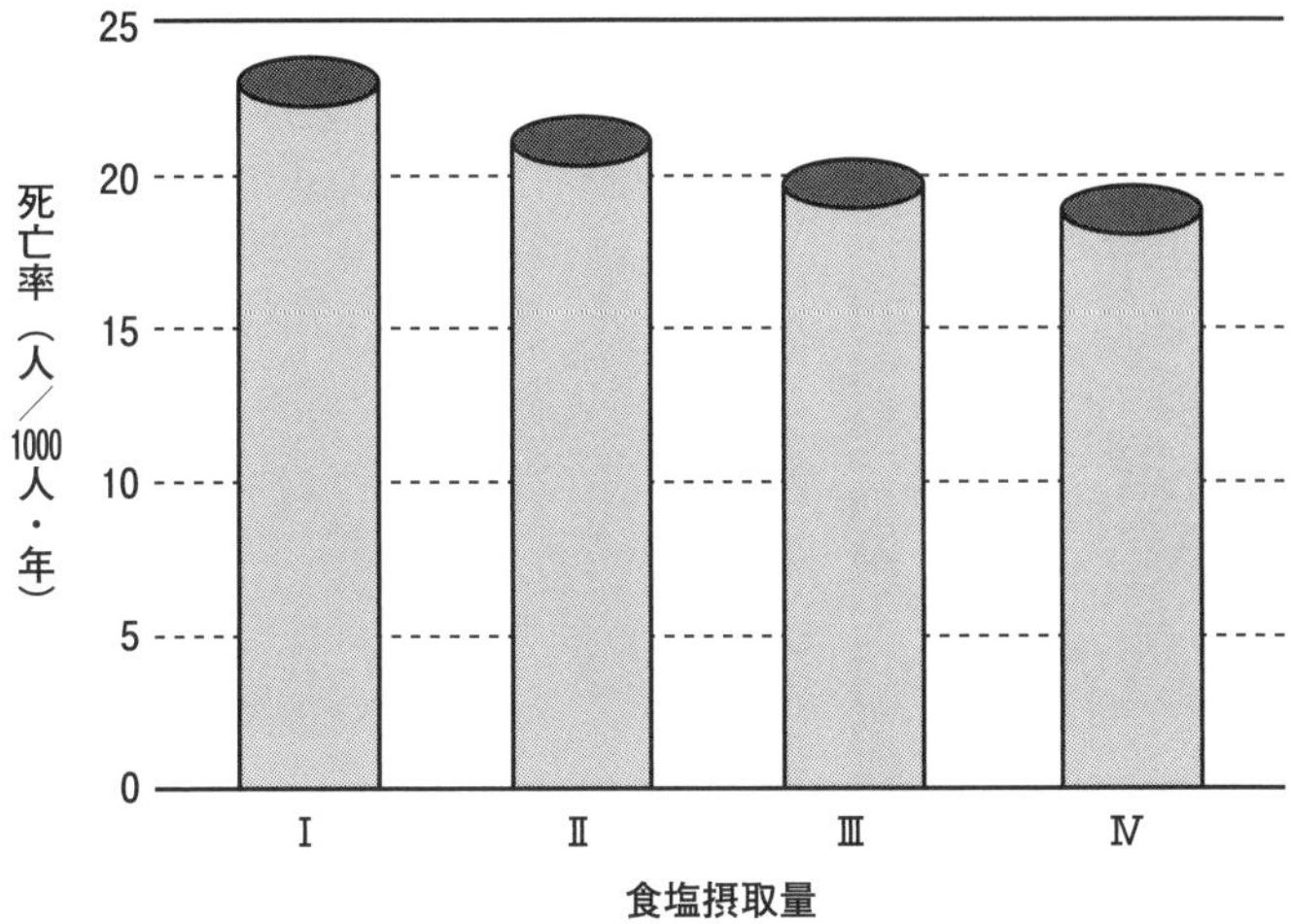

出典）Alderman, et al,: *Lancet*, 351. 781. 1998

食塩摂取量の区分

区分	一日平均摂取量（g）	
	男	女
Ⅰ	2.64	1.70
Ⅱ	4.65	3.13
Ⅲ	6.72	4.55
Ⅳ	11.52	7.89

総合的に考えれば、次のように結論していいだろう。スポーツや労働または入浴やサウナなどで十分に発汗する、あるいはニンジン・リンゴジュースや生姜紅茶（熱い紅茶に、すりおろした生姜を適量入れ、黒砂糖もしくはハチミツで甘味をつける）などで利尿を促進するという条件のもとで、きちんと塩をとることは、健康を促進することはあっても、健康に害になることはない。

なぜなら、塩は、常に水と一緒に行動を共にする、つまり汗や尿などの水分と一緒に体外へ移動・排泄されるものだからだ。

水の飲みすぎは、かえって体調が悪くなる

日本人の死亡原因の2位である心筋梗塞と4位である脳梗塞は、ともに血栓症である。だから、「血液をサラサラにするために、毎日水をしっかり飲むように」と西洋医学では指導している。そのせいかペットボトルを持ち歩く人も数多く見かける。

石原式「冷」「水」「痛」の三角関係図

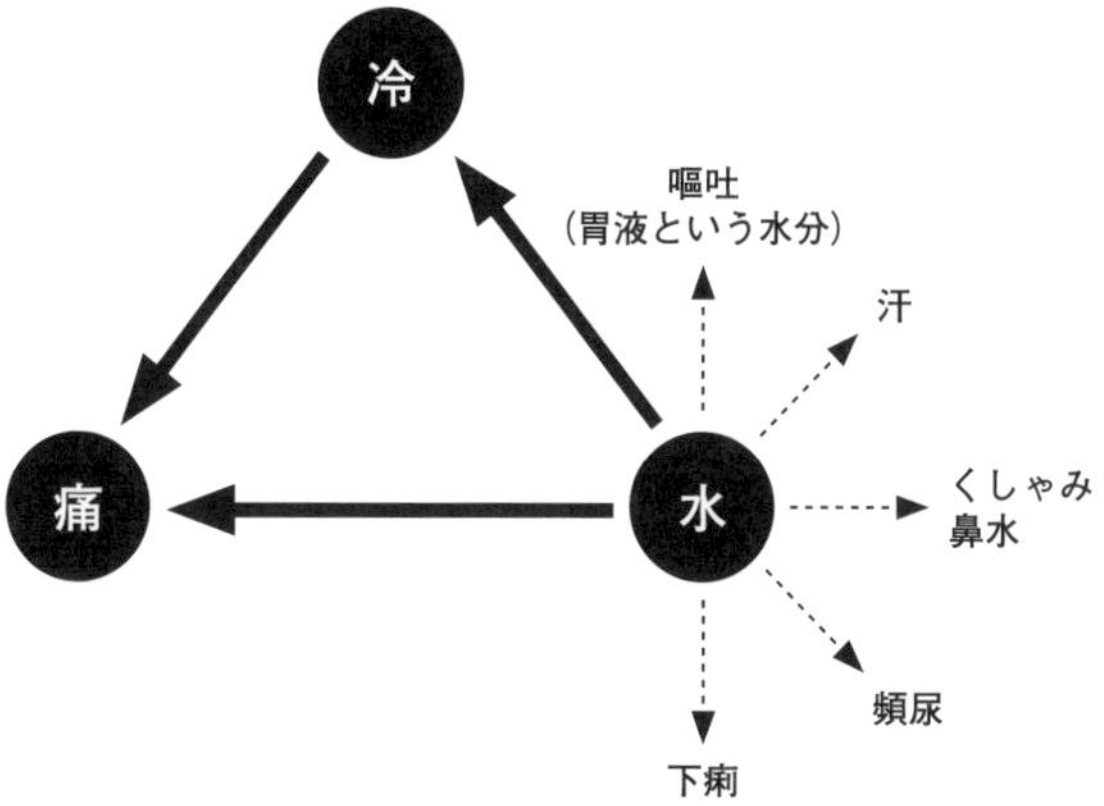

しかし、体にとって空気の次に大切な水も、とりすぎて排泄がうまくできないと、健康に甚大な被害を及ぼすことになる。漢方でいうところの「水毒」という状態である。

上の図、石原式「冷」「水」「痛」の三角関係図をご覧いただきたい。

雨(水)にぬれると体が冷える(水→冷)、冷房により頭痛や腰痛を起こす人がいる(冷→痛)、雨(水)が降ると神経痛やリウマチの痛みがひどくなる(水→痛)。つまり、「冷」「水」「痛」は、お互いに関連している現象である。「水」が多くなりすぎれば、「冷」や「痛」を呼ぶことになる。これが「水毒」である。

人間は体温で体内のすべての代謝を行ない、生命の灯を燃やしている。だから、体温が低下する（冷える）と生命と健康に重大な障害をもたらすことになる。その〝体温〟が、現代人は50年前にくらべて、約1℃低下している。

外傷を負わなくても冬山で凍死することがある。また一日のうちで、体温や気温が一番低くなる午前3〜5時に、一番多く人が死ぬ。このように、人間は冷えると死ぬことさえもあるのだ。

人間は冷えると、冷えの一因となる余分な水分を体外に捨てることによって、体を温めようとするメカニズムが働く。

「寝冷えすると下痢する」「冷えて風邪をひくと鼻水、くしゃみが出る」「偏頭痛もちの人が、嘔吐して（胃液という水分を捨てて）体を温め、痛みから逃れようとする」「病気をすると寝汗をかいて水分を捨て、体を温めて病気と闘おうとする」「もともと体温の低い老人が、夜間死んだり、病気が悪化するのを防ぐために、夜間頻尿を呈して余分な水分を捨てて体を温める」

このどれもが、余分な水分を捨てて、体を冷えから守ろうとする現象である。

生命にとって空気の次に大切な「水」も多すぎると「冷え」や「痛み」をはじめ、種々の害をもたらすから、このような「水の排泄現象」が起こるのである。

体内に水分がたまりすぎた「水毒」の状態に対して、漢方では2000年も前から重大な警告を発している。重複する点もあるが、もう一度、「水毒」について述べておきたい。

「水毒」が起こす病気とは?

①あらゆる痛み

神経痛、偏頭痛、リウマチ、腰痛などの痛みは、多かれ少なかれ「水」と「冷え」を原因として発生してくる。だから、入浴やサウナ浴で、体を温めたり発汗したりすると、痛みを軽くすることができる。

②アレルギー

西洋医学は、アレルギーの原因を、ダニ、ハウスダスト、牛乳、魚肉、花粉などのアレルゲン（アレルギーのもと）に求めている。しかし、そうしたアレルゲンを吸い込んだり食べたりしても、アレルギーを起こさない人もたくさんいる。ということは、アレルゲンは原因とはいえず、単なる誘因に過ぎない。

アレルギーの症状を列挙してみよう。

アレルギー性結膜炎……涙

アレルギー性鼻炎……くしゃみ、鼻水

喘息……水様（水っぽい）痰

アトピー……湿疹

すべて体外へ水分が吹き出してくる病気であることがわかる。ということは、アレルギー症状は、「水毒」の一つと考えられる。

③ヘルペス

口唇にできる単純ヘルペス、肋間神経や顔面神経など神経に沿って発症する帯状疱疹などはヘルペス・ウイルスが原因だと西洋医学では考えられている。しかし、これらも体内の余分な水分が体外に出てきていると見られるから、漢方では「水毒」の一症状と見ている。

ヘルペスは、ガンをはじめとする消耗性疾患や心身の疲労などによって免疫力が低下しているときに発症する、と西洋医学では考えられている。一方、自然医学では、そうした状態は体内の余分な水分を水疱をつくって体外へ捨て、体を温め、免疫力を高めようとしている状況であると考える。

④メニエル症候群

強いめまいや耳鳴りが起こり、ひどくなると嘔吐する病気のことを、メニエル症候群とよぶ。

これは、耳の奥にある平衡感覚をコントロールする内耳の中のリンパ液（という水分）が多くなりすぎて、平衡感覚に狂いを生じた状態である。

疲れや寝不足がメニエル症候群の原因であると、西洋医学はいう。疲れや寝不足が続くと、人間はまず排泄力が落ちる。特に、排尿が悪くなり、体内に余分な水分がとどこおり、「水毒」を起こすのである。

したがって、このメニエル症候群も、内耳に起こった「水毒」と見ることができる。だから、お茶や水、清涼飲料水をたくさん飲む人にメニエル症候群が多発することは、しごく当然のことなのである。

⑤緑内障

目の中のレンズ（水晶体）を洗浄している眼房水という水分が多くなりすぎたのが緑内障である。

日ごろ水分を多くとり、発汗や排尿で水分を十分に排泄していない人に起こりやすい。緑内障がひどくなると、嘔吐や目の奥の痛み、あるいは頭痛などが発症してくる。これも「冷」「水」「痛」の三角関係図により納得できるはずである。

⑥水虫

白癬菌という「カビ」で起こるというのが西洋医学的見解である。カビは湿気（水）の多いところにしか生じない。

足や手に「水虫」ができる人は、やたらと水分をとり、汗っかきで、手や足に汗（水）が多い人である。

⑦頻脈・不整脈

頻脈や不整脈が起こると、西洋医学では心電図、ホルター心電図、心エコーなどを用いて徹底的に心臓を精査するが、原因が見つからないことの方が多い。

体内に冷えや水毒が存在した時、嘔吐や下痢、くしゃみ、鼻水、発汗などで、水分を十分に排泄できる人はよいが、それができない人は体温を上げて余分な水分を処理しようとする。

風邪などで熱が出て、体温が1℃上昇すると、脈は約10ほど増えて代謝がよくなる。**体に「冷え」と「水毒」がある場合、体は自分で体温を上げてそれを改善しようとする。そのために脈を速くする**のだ。これが頻脈である。その脈が少し調子を外した場合に不整脈となる。

もし、心臓が悪くて頻脈や不整脈が起こるのであれば、歩行や運動、労働をしていて心臓に負担がかかっているときに起こるはずである。ところが、頻脈や不整脈はたいてい心臓に負担のかかっていない安静時に起こる。これだけとってみても、心臓の病気ではないことがわかる。

じつは、運動や労働をしているときには、体温も上がるし、筋肉が水分を消費しているから、頻脈になる必要がないのである。

同様に、メニエル症候群も、歩行や運動時や労働時には起きず、就寝時や安静時に起きる。このことからも、「水毒」であることが改めて理解できる。

水にも、「飲み方」がある

このように、漢方・自然医学的に見ると、「水分」は多すぎると有害であることがわかる。西洋医学がさかんに推奨する「血液をサラサラにするため、水をできるだけとれ」という指導に、「?」が付くのもおわかりいただけるだろう。

もちろん、喉が渇いて水分が欲しいときは飲んでよいのだが、本能に反して（飲みたくもないのに）無理に水分をとることは有害になる恐れがある、ということである。

心不全に陥ると、まず下半身の足のほうからむくみはじめ、胃腸、肝臓、腸、肺がむくみ、うっ血肝や肺水腫に陥り、放っておくと命を落とすこともある。心不全の治療薬は、利尿剤つまり水分を出す薬である。よって、水をやみくもに飲むということは、心臓をはじめ種々の臓器に負担を強いることになるのだ。

「水毒」というのは漢方だけの概念かと思っていたら、西洋医学にも「水中毒（water intoxication）」という病名があることを発見した。

『南山堂医学大辞典』（第一八版）によると、「体内の水が他の溶質とりわけナトリウムに比して著しく増加した病態である。（中略）強度の低ナトリウム血症を認め、また皮膚は湿潤、血圧は上昇、脈拍は緊張良好である。神経、筋の異常を認め、筋の痙縮、傾眠または昏睡、全身痙攣などの症状が出現する……」とある。

水分の摂取については、入浴、サウナ、スポーツなどで十分に発汗・利尿してからとることが肝要である。

あまり運動もしないときに飲む水分は、体を温めて利尿作用もあわせもつ**紅茶**、もしくは**生姜紅茶**、**生姜湯**、**ハーブティー**、**コブ茶**などがよい。緑茶、コーヒー、麦茶、清涼飲料水などは、体を冷やし、腸から栄養分を血液に吸収させたり、腎臓が尿を作ったり排泄させたりする働きを弱めるので、控えめにしたほうがよい。

血栓を防ぐ目的で飲むのであれば、生姜湯や生姜紅茶がよい。生姜の中のジンゲロン、ジンゲロール、ショーガオールなどの辛味成分には、血栓を溶かす作用があるからだ。生姜は、医療用の漢方薬百数十種類のうち70％近くに使用され、「生姜なしには漢方は成り立たない」といわれる優れものである。

《生姜湯の作り方》

①生姜（新しいものでなくヒネ生姜がベター）10ｇ（親指大）をすり下ろし、紅茶こしに入れる。

②上から熱湯をかけて、湯飲み茶碗いっぱいにする。

③生姜湯（もしくは生姜紅茶）を飲むと、胃が焼ける感じがしたり、刺激がきついという人がいる。そのような場合には、黒砂糖かハチミツ、プルーンなどで味をつけて刺激を緩和する。

食物の「好き、嫌い」は、あって当然!

「肉が大好きで、野菜は嫌い」という人もいるし、「野菜やくだものは大好きだが、肉や卵が苦手」という人もいる。

一般に、「バランスよく栄養をとろう」という考えが浸透していて、「何でも好き嫌いなく食べることが健康のためにはよい」といわれている。

しかし、食物の好き嫌いは、それを食べる人の体質が、病気を予防し健康を維持するために発している本能的な反応と考えてよい。だから好き嫌いを無視して何でも食べるというのは、本能に反した行為ということもできる。現に冷え性の人は、体を温める食べ物をとろうとするし、体が熱っぽい人は、冷やす食べものをとろうとする。それが逆になっているると、病気にかかりやすい。

漢方では、世の中のすべての事象を、陽と陰に分けて考える。陽とは「熱・乾・明・収

陰・陽のすべての事象

	陽性	間性	陰性
宇宙	●太陽、夏、昼		●月、冬、夜
色	●赤、黒、橙、黄	●黄〜薄茶色	●青、白、緑、あい
体質	●男性、特にハゲ頭 ●暑がり、血圧高め ●筋力あり、活発 ●便秘がち		●女性、男性でも白髪 ●冷え症、低血圧、下痢（または便秘） ●体力ない、朝弱く、宵っぱり
かかりやすい病気	●高血圧、脳卒中 ●心筋梗塞、便秘 ●欧米型ガン（肺、大腸など） ●糖尿病、痛風		●低血圧、貧血、胃炎、潰瘍、胃ガン ●アレルギー、リウマチ、痛みの病気 ●うつ病、精神病、自殺衝動、むくみ ●膠原病、バセドウ病
食物	●北方産、固い、赤、黒、橙、黄色のもの ●塩、みそ、しょうゆ、メンタイコ ●根菜（ゴボウ、ニンジン、レンコン、生姜、山芋） ●黒っぽいもの（紅茶、海藻、小豆、黒豆） ●日本酒、赤ワイン、梅酒、お湯割りのウイスキー	●黄色のもの ●玄米、玄麦、黒パン、トウモロコシ、芋、大豆 ●北方産のくだもの（リンゴ、ブドウ、サクランボ、プルーン）	●南方産、柔らかい、水っぽい ●青、白、緑色のもの ●水、酢、牛乳、ビール、ウイスキー、コーラ、ジュース ●南方産（バナナ、パイン、ミカン、レモン、メロン、トマト、キュウリ、スイカ、カレー、コーヒー、緑茶） ●白いもの（白砂糖、白パン、化学調味料、化学薬品） ●葉菜類

あなたは、どのタイプ？

	陽性	間性	陰性
① 身長	中程度〜低い	中程度	長身
② 肉づき	固太り	どちらともいえない	やわらかい
③ 姿勢	背筋ピン	どちらともいえない	猫背
④ 顔つき	丸顔	どちらともいえない	面長
⑤ 髪の毛	うすい（禿げ）	年齢相応	多い（年をとると白髪）
⑥ 首	太くて短い	どちらともいえない	細くて長い
⑦ 目	細くて一重瞼	二重だが細いか 一重で大きい	大きくて二重瞼
⑧ 肌の色	赤〜褐色	白くも黒くもない	色白〜青白い
⑨ 声	太くて張りがある	どちらともいえない	小さい、かすれる
⑩ 話し方	早くて攻撃的	どちらともいえない	ゆっくりとして穏やか
⑪ 行動	速くて力強い	どちらともいえない	ゆっくりとして弱々しい
⑫ 性格	積極的、自信満々、楽天的、明るい	どちらともいえない	消極的、暗い、悲観的
⑬ 体温	高め	36.5℃前後	低め
⑭ 脈拍	強い	中等度	弱い
⑮ 血圧	高め	正常範囲内	低め
⑯ 食欲	大いにある	ふつう	あまりない
⑰ 大便	太くて硬い	ふつう	軟便か細くて便秘気味
⑱ 尿	濃い	黄色	薄くて透明に近い
⑲ 尿の回数	5〜6回／日	7回前後	8回以上か4回以下

縮」で代表される状態で、陰とは「冷・湿・暗・拡張」で表される状態である。宇宙の現象でいえば、太陽・夏・昼が陽であり、月・冬・夜が陰である。

体質についていえば、体熱が高く、血色もよく、髪の毛がうすく、筋肉質で引きしまっていて（収縮）活動的、いつも朗らかで、積極的な生き方をする人が陽性体質。逆に、冷え症で顔色も青白く、髪の毛が多く、白髪になりやすく、やせているか太っていても水太り（拡張）、いつも悲観的で消極的な生き方をする人は陰性体質とされる。

43ページの表の1〜19の項目のうち、自分にあてはまるところに○をつける。

各項目につき、陽性一項目を（＋1）点、陰性一項目を（−1）点、間性は（0）点として計算して、自分の体質を判断。

（−11）点以下　　　　……強陰性
（−10）〜（−6）点……陰性
（−5）〜（＋5）点……間性
（＋6）〜（＋10）点……陽性
（＋11）点以上　　　　……強陽性

性格的には陽性であるが、体格的には陰性という人もいるし、その逆もある。が、概して、男性は陽性に出る人が多いはずだし、女性は陰性になる人がほとんどだろう。

陽性が過剰になると、高血圧、脳卒中、心筋梗塞、糖尿病、欧米型のガンといった栄養過剰・熱過剰の病気にかかりやすくなる。一方、陰性（冷え）過剰になると、低血圧、貧血、胃腸病（胃炎、潰瘍……）、アレルギー、リウマチなど痛みの病気、膠原病、うつ病などの陰性の病気になりやすい。

ただ現代人は、食生活の変化や運動不足、クーラーなどの人工的な生活環境もあって、体が冷えている（陰性の）人が多く、そのために数多くの人が陰性の病気に悩まされている。

食べ物にも、体を温める陽性食品と体を冷やす陰性食品、そのどちらでもない間性食品がある。北方産の食べ物は体を温め（陽性食品）、南方産の食べ物は体を冷やす（陰性食品）。玄米、トウモロコシ、芋類、大豆、アワ、キビ、ヒエといった人類の主食になってきた食物は、体を温めも冷やしもしない「間性食品」である。

■**陽性食品**は、赤、黒、橙〜黄色をしている。

・根菜類……ニンジン、ゴボウ、生姜、レンコン

・動物性食品……赤身の肉、卵、チーズ、魚介類

・北方産……ソバ、塩ジャケ

・色の濃い食物……赤ワイン、紅茶、黒砂糖、黒豆、和菓子

■**陰性食品**は、青、白、緑色をしている。

・水分（水っぽい）……水、酢、牛乳、ビール、ウイスキー、コーラ、ジュース、緑茶

・白っぽい……白砂糖、化学調味料、化学薬品

・南方産……バナナ、パイナップル、ミカン、レモン、メロン、トマト、キュウリ、スイカ、カレー、コーヒー、緑茶

・柔らかい……パン、バター、マヨネーズ

・葉菜……レタス、モヤシ

■**間性食品**は黄〜薄茶色をしており、人類が主食にしてきた玄米、玄麦、芋類、トウモロコシ、豆類などである。

体熱が高く、暑がりの傾向がある陽性の体質の人は、それが極端にひどくなってくると脳卒中や心筋梗塞を起こしやすくなる。そうした陽性体質の人が、野菜、くだもの、酢、牛乳、ビール、カレー、コーヒー、アイスクリームなど体を冷やす「陰性食品」をとりたがるのは当たり前のことなのだ。

また反対に、冷え症で陰性体質の人が、塩気のきいたメンタイコやチリメンジャコや漬け物、また赤身の肉、卵、チーズ、魚介類など体を温めてくれる「陽性食品」を好んで食べるのも当然なのである。

スイカやキュウリといった陰性食品を食べるとき、塩という陽性食品をふりかける。トマト（陰性食品）ジュースに塩が入っていたりするのも、陰陽のバランスをとろうとする知恵である。

つまり「偏食」こそ、体質を中間の一番よい状態にもっていこうとする本能の健康維持反応だともいえるのである。であれば、好き嫌いはあっても、大いに結構だともいえるだろう（偏食でも健康であれば、の話だが）。

適度なアルコールは体の調子をよくする

「日本酒は糖尿病や痛風によくない、といわれたから、なるべくウイスキーやビールを飲んでいる。本当は、日本酒が好きなんだけど……」という糖尿病患者や痛風もちの人によく出くわす。

しかし、健康のためにはアルコールも、陰性体質の人は体を温める陽性のアルコールを、陽性体質の人は体を冷やす陰性のアルコールを飲めばよいのである。つまり、それが本能が示す「好き嫌い」のサインでもある。

陽性が強い

紹興酒
日本酒
赤ワイン
ブランデー

黒ビール
白ワイン
焼酎
ウイスキー
ビール

↓

陰性が強い

麦は、漢方では、いわゆる「涼性」をもつとされている。つまり体を冷やす性質があるので、麦から作られるアルコールのビールやウイスキーは体を冷やす。ブドウは間性なので、それからできるワインやブランデーは間性のアルコールだが、色の濃い赤ワインのほうが体を温める。

緑茶は南方産で体を冷やすが、熱を加えて発酵させることにより、色も緑から茶色（赤・黒）に変色し、紅茶となって陽性食品に姿を変える。

日本酒は米から作られるので体を温める。さらに、焼酎やウイスキーのお湯割り、日本酒や紹興酒を温めたものは、熱が加わるので体を温める力がさらに強くなる。

アルコールの効能を、種々の文献をもとに次にまとめておこう。

①ストレスを発散させて、免疫力を高める

1996年、愛媛大学の奥田拓道教授は「日本酒の酒粕成分がNK細胞（がん細胞などを攻撃する白血球）の活性を強めて免疫力を高める」と報告している。

②ガン抑制効果

アルコールのストレス発散、体温上昇作用が抗ガン効果を発揮すると推察される。秋田大学医学部の滝沢行雄名誉教授は「日本酒に含まれる低分子量成分に、発ガン抑制作用がある」という研究結果を発表している。

③動脈硬化を予防

動脈硬化を防ぐHDLコレステロールを増やし、血栓を溶解するウロキナーゼの血管内皮細胞での産生を増加させ、虚血性心臓病（狭心症、心筋梗塞）を防ぐ。

④脳卒中を防ぐ

米国コロンビア大学のエルキンド助教授は「どんなアルコールでも、一日に1～2杯の適酒（適当な酒量）を守れば、脳卒中発症のリスクが非飲酒者より49％低下する」（19

98年）と発表した。

⑤胃液の分泌をよくして、食欲を増進させる

⑥適酒は、鎮静・睡眠作用がある

脳や神経の興奮を抑え、ストレスを取り去って睡眠を深くし、疲労の回復に役立つ。

⑦適酒は、脳を活性化し、認知症やアルツハイマー病を予防する

フランスのボルドー大学のオウゴゴゾ博士らは「赤ワインを毎日3〜4杯飲む人は、非飲酒者に比べて、認知症やアルツハイマー病の発症が4分の1以下である」（1997年）と発表した。

⑧適酒は、糖尿病のコントロールを良好にする

このように、適量であればアルコールは「百薬の長」"Wine is old man's milk."（ワインは老人のミルク）といえそうだ。もっとも「一杯は人酒を飲み、二杯は酒酒を飲み、三杯は酒人を飲む」ともいわれるから、**あくまでも適酒を心がけること**が大切だ。

適酒とは一日に「日本酒は2合、ウイスキーはダブル3杯、ビールは大瓶2本、ワイン

はグラス2〜3杯、焼酎のお湯割りは3〜4杯」というところが、科学的な根拠のある目安とされている。ただし、これらの酒を全部というのではなく「日本酒なら2合、ウイスキーならダブル3杯……」という意味合いだ。もし、毎日、日本酒（換算で）3合以上を飲み続けると、5年前後で脂肪肝、さらに5年もするとアルコール性肝炎を発症、その後、肝硬変へと移行することもあるので要注意だ。

アルコールには先の①〜⑧に掲げたように、種々の「薬効」があるが、次に示すようにそれぞれのアルコールには、種類によってそれぞれ特徴的な効能もあるので、参考のためにこれらについて簡単に説明しておこう。

①ラガービール……ミネラルやシリコンを多く含み、骨を強化する
②黒ビール……大麦由来の水溶性食物繊維を含み、整腸作用にすぐれる
③日本酒……ガン予防の効果がある
④焼酎……ウロキナーゼを生み出す力がもっとも高く、血栓（心筋梗塞、脳梗塞）を強力に予防する
⑤赤ワイン……含有成分のレスベラトロール（ポリフェノール）が、心筋梗塞を防ぐ

⑥白ワイン……食中毒の原因菌（E・コリー、サルモネラなど）を殺菌する
⑦リンゴ酒……カリウムを多く含み、血圧を下げる
⑧ウイスキー……ウイスキーの樽材から溶出した香気成分は、ストレスによる脳の興奮を鎮め、気持ちをリラックスさせるGABAの働きを促進する。また、レモンウイスキー（ウイスキーのお湯割りにレモンをしぼる）は風邪の妙薬

サプリメントはどこまで効果があるのか？

よく患者さんが、自分が愛用しているサプリメントや医療器具のパンフレットを私に見せながら「先生、このサプリメント（または医療器具）は効きますか」と単刀直入な質問をしてくる。そのとき、私は「ご自分で実際に1週間ないし1ヵ月試してみて、

①お通じがよくなる
②お小水がよく出る

③体が温まる
④何となく気分がよい

など、本能で感じられるよいサインがあったら続けられるといいでしょう」と答えることにしている。

私は、自分の健康法で十二分に健康だし、化学薬品もこの40年間は一粒も服用したことがない。サプリメントも医療器具も利用したことがなく、実際そうしたものについては、何もわからないのだ。

しかし、患者さんの中には「××というサプリメントをとって目がよくなった」「○○という健康食品をとって、膝の痛みがとれた」という人がいらっしゃる。ご本人が実際に試されて、たしかに効果があったのだから、その方の体験を尊重して、「よかったですね。ずっと続けられるとよいでしょう」ということにしている。

しかし、サプリメントに関しては、否定的な学術論文も少なからず存在する。

米国の医学誌"New England Journal of Medicine"(1994年)に、以下のような調査結果が載っていた。

フィンランドの男性喫煙者2万9133人(50〜69歳)を、無作為に4つのグループに分け、

①ビタミンE(一日50mg)とβ-カロチン(一日20mg)のサプリメントをとる
②ビタミンEのサプリメント(一日50mg)のみとる
③β-カロチンのサプリメント(一日20mg)のみとる
④両者とも投与せず

という実験をして、5〜8年間追跡調査をした。

すると876人が肺ガンを発症し、β-カロチンを投与したグループは投与しなかったグループに比べて、肺ガンの発生率が18%も高かった(ビタミンE投与グループは、非投与グループと差がない)ことがわかった。

同じく、β-カロチンのサプリメントに関する8件の大規模な実験について分析した研

究（英国の医学誌“Lancet”２００３年6月14日号）によると、「13万８１１３人の被験者をβ‐カロチン投与群と非投与群二つに分けて比較したところ、前者は後者に比べて、総死亡率が１・０７倍とかえって高くなった」ことが明らかにされている。

いずれの実験でもβ‐カロチンの摂取量（1日20㎎）はニンジンやカボチャ、ミカンなどの食物を通して食べる量の約10倍の量であった。この量に問題があると私は考えている。ニンジンやカボチャなどの緑黄色野菜に含まれるβ‐カロチンには、ガン、動脈硬化、炎症など万病の一因とされる活性酸素を取り除いてくれる抗酸化作用があることがわかっている。しかし、そうした優秀な作用は、ニンジンやカボチャ、ミカンなど自然の産物の中に存在しているβ‐カロチンについてであり、有用な成分と思われるβ‐カロチンのみを抽出して、濃縮して人体に投与した場合、先の実験例のように有害となるケースも出てくるわけだ。

３日飲まないと死んでしまうほど大切な水分も、とりすぎると水毒症状を起こすように、たとえ生命にとって大切なものでも、「過ぎたるは及ばざるが如し」どころか「有害になるが如し」であることを肝に銘ずるべきである。

人間の体は、自然の産物である。人間の健康を増進したり、病気を治したりするために必要な成分は、自然の産物（食物）の中から、自然な形でとりいれることが一番なのである。そのことを、こうした調査結果は示唆している。

第2章

健康の〝常識〟の
ウソ？ ホント？

サウナは血圧や心臓に悪い？

「サウナは好きだけど、医師から血圧によくない、心臓に悪いといわれ、入らないようにしている」という人は少なくない。しかし、「サウナは血圧に悪い」というのは本当だろうか。

冬に血圧が上昇するのは、寒さのために血管が縮んで細くなり、血流が悪くなるためである。また、血圧には塩分のとりすぎがよくないともいわれている。胃腸から血液中へ吸収された塩分が周りの水分を引き寄せ、結果的に血液中の水分が多くなって血液の全体量が増え、心臓がそれだけ多くの血液をより力を入れて送り出さなくてはならなくなり、血圧が上昇するのである。

サウナに入ると、体の表面の血管は拡張し、汗も多量に出る。汗の成分は、塩分と水分と老廃物である。

ということは、サウナは血圧を上昇させる要因の「血管収縮」「塩分」「水分」を取り除くことになる。そう考えれば、サウナは血圧に悪くなさそうだ。

ただ、熱のために新陳代謝が高まり、心臓が送り出す血液の量が増すので、その点は血圧を幾分上昇させる要因になるかもしれない。しかし、この点を考慮しても「サウナで血圧が上昇する」とは考えにくい。

人の心臓はコブシくらいの大きさしかない。この大きさで、全身の組織・細胞へくまなく血液を送り届け、またそこから血液を引き戻している。

この心臓の働きを助けているのが筋肉である。歩いたり腕を動かしたりすると、筋肉は収縮したり弛緩したりする。そのとき、筋肉内を走っている血管も収縮したり拡張したりして、血液の循環を助けている。これを**milking action（乳しぼり効果）**という。

サウナに入ったり冷水浴をしたりして、体表や筋肉内の血管を拡張させたり収縮させたりすることで、血液の循環を助けてやれば、心臓の負担は軽くなる。

心不全になると、下肢のむくみからはじまり肺水腫、肝うっ血など全身に水分がたまってくる。

つまり、心臓の力が落ちる（心不全）と、それにつれて水分の排泄が低下してくるのである。逆に、余分な水分が体内にたまると、心臓にはさらに負担がかかり、心不全はますます悪化してくる。

ということは、サウナで発汗して水分を排泄すれば、心臓の負担は軽くなるはずである。

鹿児島大学附属病院では、鹿児島大学倫理委員会の承認のもと、2000年より心不全の患者にサウナ療法を施している。

同大学病院第一内科の鄭忠和教授は「（サウナは）心不全の症状を大きく改善し、同時にリラクゼーション効果をもたらす確実な治療法だ」と述べている。また、鄭教授は「サウナが優れている点は、湯船への入浴とちがって、体にかかる水圧の負担がなく、温熱だけの効果が得られるところ」とも指摘している。

実際のやり方は、60℃のサウナ室内に横になり、15分を限度として温まるという簡単なもの。それにより、深部温度（内臓などの体温）が1℃上昇するという。一日1回で週3回行なうというのがオーソドックスな治療法である。

心不全に対する、サウナによる温熱療法の効果としては、「温熱による末梢血管の内皮機能の改善」(血流がよくなる)があげられている。

血圧や心臓に問題のある人は、60℃くらいの低温サウナへの短時間の入浴からはじめ、気分がよかったら、少しずつ入浴時間を延ばし、最長15分くらいにするのが適切な方法とされている。

あくまで本能的に「気分がよい」程度にとどめ、決して入浴時間をはじめから長くしたり、やせがまんして長時間入らないことだ。いずれも、サウナ療法に理解のある医師に相談しながらやる必要がある。

「心臓病に運動はタブー」って本当?

「心臓病の人に、運動はタブー」というのが、これまでの西洋医学の常識であった。

しかし、アメリカでは1998年、ジョンズ・ホプキンス大学のスチュワート、メイン両博士らが、「心臓病患者に筋肉トレーニングを課すと、心臓血管系へのストレス(負担)

を軽くし、心臓病の回復を早める」ことを実証した。それ以来、アメリカの心・肺リハビリ協会では、「冠動脈疾患の患者に対して筋肉トレーニングをするよう」勧告を出している。

日本でも近年、狭心症や心筋梗塞などの心臓病をわずらった後に、「心臓リハビリテーション」をやる施設が増えてきている。

「心筋梗塞」が死亡原因の1位を占める欧米諸国では、以前から医師も患者も「心臓リハビリテーション」の重要性を認識していた。ところが、日本では、「運動は心臓に負担をかけるので、心臓病に運動療法はもってのほか」という考えが長い間主流を占めていた。しかし、最近やっと、その呪縛から抜け出しつつある。

循環器病の専門病院として有名な東京の榊原記念病院では、心臓疾患で入院していた患者の退院後、3ヵ月間の「心臓リハビリテーション」を行なっている。「週3回、1回につき約1時間、3ヵ月間実施」が原則である。エアロビクスなどの準備運動を15分、主運動は「自転車こぎ」か「トレッドミル（ベルトコンベアの上を歩く）」を20～30分。その後、筋力トレーニング（ゴムチューブなどを使う）を10分といったメニューになっている。

普通、「１６０」から自分の年齢を引いた数（50歳なら１６０−50＝１１０）の脈拍（１分間）以下のレベルで行なう運動は、持てる体力の60％前後を使ってのものとされる。このレベルであれば、運動中の心臓発作や脳卒中などの事故は起きない、というのが最近のスポーツ医学の見解である。

榊原記念病院では、運動時目標脈拍数を１００〜１２０に設定しているので、いま述べたスポーツ医学の見解と一致している。

「心臓リハビリテーション」のおかげで、狭心症発作をくり返していた人も発作が起きにくくなったとか、心不全や心筋梗塞の人にも効果があったことが実証されている。むろん、心臓発作を起こす可能性のある人に対する予防効果は、いわずもがなである。

しかし、「心臓病」をわずらっている人が、自己流に「心臓リハビリテーション」を行なうには、やはり一抹の不安が残る。そこで、運動と同様の効果が期待できる心不全を改善する方法を紹介しておこう。

ドイツのエッセン大学のアンドレアス・ミカルセン博士は、中等度の心不全なら**手浴**と

足浴による「**温冷浴**」を実施すると治療効果がある、と発表している。

この温冷浴は、腕や下肢の血管を拡張させて血流をよくし、心臓の負担を軽くしてくれる。特に、手浴から足浴の順で温冷浴すると血流がよくなり、運動しているのと同じ効果がある。運動を禁じられている心不全患者には、とても効果的なのだ。

ミカルセン博士らが中等度の心不全患者15人に、1日3回、温浴→冷浴を10分ずつ手と足に施したところ、6週間後には症状が目に見えて改善されたという。

もともと日本の民間療法である手浴と足浴の効能が、科学的に証明されたわけである。

《日本式手浴&足浴のやり方》
洗面器に、43℃くらいのお湯を張り、一つまみの塩を入れる。10〜20分、手首（足首）より先の部分を浸し、2、3度くり返えす。寒い時期は、お湯が冷めないように、お湯をつぎ足す。
手浴をすると、手、腕、肩、首の血行がよくなり、上半身が温まって、手指や肘、肩の関節痛や筋肉痛、頭痛などにも効果がある。
足浴も同様で、下肢、腰の血行がよくなり、膝や腰の痛みをやわらげるほか、腎血流もよくなって排尿が多くなり、むくみも改善する。

脳卒中も心筋梗塞も「尻欠ける」が原因?

いま、私が毒を注射されて、死んだとする。解剖してもらうと、全身に毒は行きわたっているが、脳にだけ毒は届いていない。脳には、血液脳関門(BBB＝Blood Brain Barrier)という関所があり、有毒物は通さないようになっているからだ。

このBBBがあるからこそ、脳炎のときに抗生物質を経口投与したり静脈注射してもなかなか脳に到達しないし、脳腫瘍に対して抗ガン剤を投与しても効率が悪いのである。

人間の体は、脳がもっとも重要な臓器であると認識しているからこそ、それをガードするBBBが存在するわけだ。その大切な脳で、なぜ脳卒中(出血、梗塞)が起こるのだろうか。

若いときには誰でも腰、尻、太腿、下肢の筋肉が発達し、その筋肉の中や周りには網の目のように張り巡らされている毛細血管があり、その中に血液が多く流れているので、いわゆる「頭寒足熱」のよい健康状態が保たれている。

しかし、40歳を過ぎるころから、腰、尻、太腿の筋肉が削げ落ち、尻が垂れ下がってくる。つまり、**「尻欠ける」状態**になってくる。下半身の筋肉が少なくなると同時に、そこにあった毛細血管も少なくなり、血液は上半身に移動せざるを得なくなる。上半身に血が多くなると、上腕で計る血圧は当然上昇してくる。これが高血圧である。

西洋医学は、こうした考え方をしないから、「原因がわからない」という意味の「本態性」を冠した「本態性高血圧」という表現をするのである。バセドウ病や副腎の病気（クッシング病、褐色細胞腫）、腎臓病などに伴い副次的に起こってくる二次性高血圧ではなくて、「原因がわからない」という意味が「本態性」の高血圧である。

さらに、**下半身が細くなり「尻欠ける病」に拍車がかかると、血液は（さらに上へ上へと移動し）脳に溢れてくる。**それが脳溢血である。脳に血液が多くなりすぎるから、脳出血も脳梗塞も起こるのである。

心臓の筋肉に栄養を送り込んでいる冠動脈に血栓ができて、そこより先への血液の供給が途絶え、心筋が壊死して心臓が働けなくなるのが心筋梗塞。その軽いのが狭心症である。

こうした一般に虚血性心臓病と呼ばれる病気も、上半身に血液が多く集まるからこそ起きるのであり、「尻欠ける病」の一つと考えてよい。「1日1万2500歩以上歩く人には、心筋梗塞は起きない」という医学論文を見たことがある。

また、糖尿病の人は、上半身に比べて下半身が細い人がほとんどである。

人間の体温の40％は、筋肉の中で血液中の糖分が燃焼することによって産み出されている。その筋肉の70％以上が下半身に存在するのだから、下半身の筋肉が削げ「尻欠ける」状態になると、糖分の燃焼が十分でなくなる。そして、余った糖分が血液中に残ってしまう、その状態が糖尿病である。

このように、**脳出血、脳梗塞、心筋梗塞、糖尿病は、すべて「尻欠ける病」**と見ることができる。

日ごろ、ウォーキングやスポーツを十分にやり、スクワットなどで下半身を鍛えることこそが、こうした病気の予防や改善には不可欠なのである。

「水」は血栓症や喘息を悪化させる?

日本人の死亡原因の第2位は心筋梗塞、第4位は脳梗塞である。これらを予防するため、血液をサラサラにしようと「水分を多くとれ」という指導がなされてから20年以上が経つ。しかし、心筋梗塞、脳梗塞は、いっこうに減る気配がない。

本来、温かい人間の体の中で「血液が固まる」ということは考えにくいことである。しかも全身を1周約40秒という猛烈なスピードで流れている血液の中で、「血液が固まる」ということは、ますます不思議である。

ものが硬くなるのは、どういうときだろうか。「水を冷やすと氷になる」「食物を冷凍庫に入れると硬くなる」、つまり、冷えたときである。血栓にしても同じことだろう。雨にぬれると体が冷えるように、体内に水分が多いと体が冷える。だから、飲みたくもない水分を「血栓予防のために」と無理して飲むことで、体が冷えてしまい、むしろ血栓症（心筋梗塞、脳梗塞）を招いているのではないか、という懸念も生まれてくる。

喘息発作が起こるときは、「痰を出しやすくするためになるべく水分を多くとれ」というのが、西洋医学的な見解である。しかし、すでに見たとおり、喘息は「水毒」の症状の一つであるから、無理して水分をとると病状を悪化させることはあっても、よくすることはない。喘息もアトピーも体内の老廃物と水分が体外に出てくる状態で、呼吸器を通して出てくるのが喘息、皮膚を通して出てくるのがアトピーだと考えられる。

私のクリニックを受診された方に、長年喘息で悩んでおられる薬剤師さんがいた。つい先日、喘息＝水毒であるという話をしたところ、さすがに薬剤師さんらしく「喘息発作が続いた後、よくなるときは大量の尿が出るんですよ。これで喘息＝水毒であることがわかりました」と話されていた。

たしかに細菌性の気管支炎で発熱し、ベタベタと粘度の高い痰が出るときは、水分で薄めて痰を出しやすくすることは大切である。しかし、喘息の場合は、水分を無理にとることは逆療法である。

心不全で尿の排泄が悪くなると、全身がむくみ、その一つの症状として、肺に水がたまって起こる肺水腫を発症することがある。この場合、喘息のときと同様に「うすい水様痰」がたくさん出てくる。西洋医学でも「心臓喘息」と表現される。このような場合、利尿剤を使って尿として水分を排泄させ、心不全を治す。すると、肺水腫やそれによって出ていた水様痰もおさまってくるのである。

よって、血栓を防いだり、喘息発作のときに飲む水分は、体を温め、利尿作用もあわせもつものがふさわしい。紅茶、生姜紅茶（紅茶に、すりおろした生姜汁を入れたもの）、ハーブティー、コブ茶、梅干し入り緑茶などにすべきである。

「γ-GTP」が高い人の酒とのつき合い方とは？

肝機能検査の一つにγ《ガンマ》‐ＧＴＰというのがある。70単位までが正常値で、それ以上の値になると「酒飲み」の烙印が押される。

たしかにアルコールのとりすぎで、γ‐ＧＴＰが上昇してくる。大酒飲みの人は、その値が５００にも６００にも達することがある。

しかし、**アルコールを一滴も飲めないのにγ‐ＧＴＰが高い人**もいる。そういう人が人間ドックや健康診断を受けた場合、医師に「あなたはアルコールの飲みすぎですよ。このまま放っておくと、やがてアルコール性肝炎や脂肪肝になり、それも放置すると、肝硬変に移行することもあるので要注意です」というようなことをいわれるのが普通だ。

「アルコールは一滴も飲みません」などと答えようものなら、医師はびっくりし、少し悩んだ後、「それなら胆嚢やすい臓に病気があるかもしれませんので、腹部エコーをとりましょう」という展開になってくる。そして、腹部エコーを実施しても何の異常も見つからないと、西洋医学的には説明がつかず、医師も途方にくれてしまう。

私が長年、「γ-GTPが高値で、アルコールを飲まない人」を観察してきて気づいたことがある。こうした人たちには、**水、お茶、コーヒー、清涼飲料水など、水分をがぶ飲みする、**という共通点があるのだ。

考えてみるまでもなく、ビールの約93％、日本酒やワインの約85％は水分なのだから、アルコールを飲むということは水分を無理してとっているということに他ならない。

漢方医学では、二日酔いのことを「アルコールで酔う」とは考えず、「水毒」と考える。二日酔いのときの症状は、頭痛、頻尿、下痢、嘔吐など、どれも水毒の症状である。

これでおわかりだろう。γ-GTPはアルコールの検査ではなく、「水毒」の検査なのである。したがって、リウマチやアレルギー（アトピー、喘息、鼻炎）など、漢方でいう「水毒」の病気にかかっている人は、アルコールを飲まなくてもγ-GTP値が高い場合が少なくない。

ところで、γ-GTP値が高いのにアルコールが大好きで止められない人や、接待などの宴席でアルコールを飲まざるを得ない人はどうしたらよいだろう。

ウォーキングやスポーツ、入浴、サウナ浴などで十分に発汗や利尿をうながすこと、不必要な水分を無理にとらないことが大切である。もし水分をとるなら、利尿作用もあわせもつ紅茶、生姜紅茶、ハーブティー、コブ茶などにすること。また日ごろからキュウリ、スイカ、小豆、ゴボウ、山芋など利尿作用のある食物をしっかりとること。

こうしたことを心がけていれば、必ずγ‐ＧＴＰは低下していくし、アルコール過剰からくる肝炎や脂肪肝も防げるはずである。

コレステロールは善玉か悪玉か

西洋医学では、血液中のコレステロールの正常値を１３０〜２１９㎎／dℓと決め、少しでも多いと抗コレステロール剤を処方する傾向がある。コレステロールを動脈硬化、ひいては心筋梗塞、脳梗塞の元凶と考えているからだ。

しかし、コレステロールは、人間を形作っている60兆個の細胞の膜の成分であるし、胆汁や男性ホルモン、女性ホルモン、さらにはストレスに耐える副腎皮質ホルモンの原料でもある。

だから、「コレステロールを無理に薬で下げたら、ストレスに弱くなり、種々の病気にかかりやすくなる」と指摘する医師もいる。最近では「コレステロール値が高い人ほど長生きする」というデータも数多く発表されている。

フィンランドのヘルシンキ大学で、高脂血症1200人を対象にした調査が実施され、次のような結果が得られた。高脂血症を食事療法と薬で下げたグループAと、下げる手段を何も講じなかったグループBを比べたところ、10〜15年後の心筋梗塞の発症率、死亡率ともに、Aグループのほうが高かった。

同じくヘルシンキ大学での研究で、「詐欺などの知能犯に比べて、暴力犯の血中コレステロール値は低い」こともわかった。

一方、アメリカのノースカロライナ大学は、「消防士を対象とした研究で、血中コレステロール値の高い人は、低い人に比べて優秀で、責任感もより強く、社交性もある」という調査結果を発表している。

血中コレステロール値が低いと、脳内の神経伝達物質であるセロトニンが利用されにくくなり、情緒不安定、反抗的、暴力的といった傾向が現れやすく、殺人を犯したり自殺する確率も高くなり、交通事故なども起こしやすいことが明らかにされている。

日本でも、１９８０年、厚生（現・厚生労働）省国民栄養調査対象者１万人に対する14年間の追跡調査で、「２４０～２５９㎎／dℓ」が「健康長寿」にもっともよいコレステロール値であることが判明している。

同じく、大阪府八尾市の住民1万人を11年間追跡調査した結果も「２４０～２７９㎎／dℓ」が、もっとも健康で長生きするコレステロール値であることがわかった（１９９７年）。

茨城県で40～79歳の男女10万人を5年間調査したところ「コレステロール値が低いほど、全死亡率、特にガンの死亡率が高かった」「２４０㎎／dℓ以上の全死亡率が一番低かった」ことが明らかになっている。

抗コレステロール剤である「スタチン剤」は、毎年４００万人に処方され、年間売上高が3000億円にも達している。

しかし、その副作用として、横紋筋融解症（筋肉が溶ける。その前に患者さんは筋肉痛を訴える）、肝機能障害、血小板減少（出血）などが現れることがある。

コレステロールに対して、過剰な「敵意」をもつことは、むしろ危険なのである。

糖尿病の原因は「糖分」ではない？

糖尿病は、血液中の糖分が多くなりすぎる（高血糖）病気である。人間の60兆個の細胞は、そのほとんどが糖分だけをエネルギー源として生きているため、血糖値（正常値＝60～110mg／dℓ）が下がれば、手足のふるえ、頻脈、失神などを伴う「低血糖発作」が起きる。低タンパク発作や低脂肪発作などというものは存在しないのだから、いかに糖分が生きていくうえで大切であるかがわかるだろう。

その大切な糖分も、食べすぎや運動不足により血液中に多くなりすぎる（高血糖）と、

日本人の食品摂取量の推移（1950年～2010年）

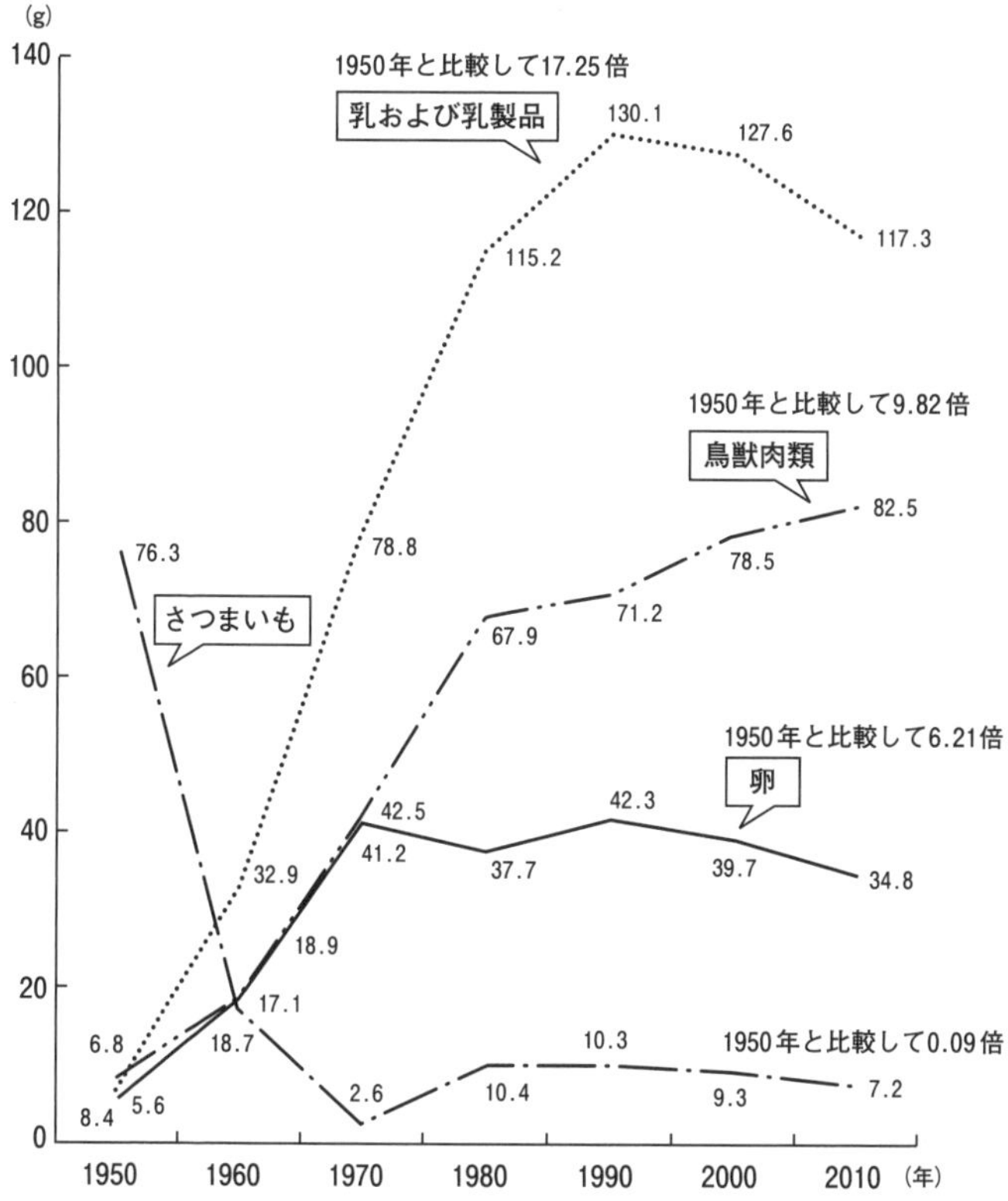

※参考までに米の摂取量は338.7g（1950年）から160.4g（2000年）へと、
50年間でほぼ半減している。

出典）『食品成分表2013』（女子栄養大学出版部）をもとにグラフ化

高炭水化物食と低炭水化物食の比較

	食事中の栄養素の割合（%）			具体的な食物の内容	空腹時血糖（n.mol/ℓ）	1日尿糖排泄量（g）
	炭水化物	脂肪	タンパク質			
高炭水化物食	61%	18%	21%	豆、タマネギ、トマト、スキムミルク、リンゴ、サラダ、黒パン、マーガリン、オレンジ	5.7 ± 1.4	2 ± 3
低炭水化物食	40%	39%	21%	オレンジジュース、白パン、バター、ゆで卵、ミルク、クリーム、クラッカー、肉、ニンジン、ジャガイモ、ヨーグルト、バナナ、ハム	6.7 ± 1.5	31 ± 51

注）空腹時血糖の単位が、日本で使われる mg/dℓ とは違い n.mol/ℓ を使ってある。

血管の壁を傷め、目の病気の網膜症（さらには失明。現在、失明されている人の半数は糖尿病が原因）、糖尿病性腎症（透析を受けている人のやはり半数が糖尿病が原因）などを起こしてくる。

また血糖が高くなると、白血球の働きが落ちて、免疫力が低下し、ガン、自己免疫性疾患（クローン病、橋本病、潰瘍性大腸炎……）などあらゆる病気にかかりやすくなる。さらに、糖尿病だと、心筋梗塞にかかっても特有の胸痛が起こらないことがある（無痛性心筋梗塞）。まさに、ろくなことはない。

糖尿病は、血糖が高くなるのだから、アメ、お菓子、砂糖などの糖分や、ご飯、パン、麺類などの炭水化物（消化分解されて糖になる）、そしてアルコールの摂取は控えるように、というのが西洋医学の一般的な考え方である。

しかし、第二次世界大戦後（１９４５年以降）、日本人の米や芋類など「炭水化物＝糖分」の摂取量は、それぞれ2分の１と10分の１とに激減している。それなのに糖尿病は激増しているのだ。戦後すぐのころには糖尿病患者は数千人いるかいないかだったのに、いまや日本人の糖尿病患者数は予備軍も含め、２２００万人に達している。

つまり「糖尿病」の原因は「糖分」ではないのである。

１９５０年に比べ２０００年の日本人の食品摂取量は、79ページの図のように、肉が9倍、卵が7倍、牛乳・乳製品が、何と17倍と著しく増えている。こうした炭水化物以外の食物によるカロリー過剰、および運動不足による消費カロリー不足が糖尿病の原因である。

加えて、肉、卵、牛乳などを消化するトリプシンやステアプシンなどを分泌するすい臓が、こうした高タンパク・高脂肪食品の多量摂取のために疲れ果て、すい臓が分泌すべきインスリンが不足することも糖尿病の原因と考えてよい。

オックスフォード大学糖尿病研究所のシンプソン博士は「糖尿病患者27人に、食物繊維を十分に含んだ高炭水化物食（精白していない穀物、豆類）と低炭水化物食（全世界の病院で行なわれている糖分含有の少ない糖尿病食）を6週間ずつ交互に与えたところ、前者のほうが著しい血糖値の低下と尿糖排泄の減少が見られた」ことを実験で証明している。結論として博士は「血糖の減少（コレステロール値も減少した）には、豆、野菜、精白しない穀物（黒パン）の中の食物繊維が重要な役割を果たしている。英国でも糖尿病患者には炭水化物（糖質）の制限をするように指導しているが、それはまったくナンセンスだ」と断定している。

最近では、黒砂糖には、血糖を下げる作用があることがわかっている。実際、私が提唱している「朝はニンジン・リンゴジュース、または生姜紅茶（黒砂糖入り）、昼はソバ、夕食はアルコールも含めてなんでも食べて可」という石原式ダイエットを励行され、糖尿病が驚くほど改善する人がたくさんいる。

肝臓病に、高タンパク食でOK？

肝炎や肝硬変、脂肪肝などの肝臓病に対しては「肝臓の細胞は、タンパク質でできているので、良質のタンパク質をしっかりとるように」というのが、これまでの西洋医学的見解である。

しかし、肝臓に限らず人間の60兆個の細胞はすべてタンパク質でできており、肝臓病のときに特別にタンパク質をしっかりとれ、という考え方は腑に落ちない。

もし、象やキリンや馬や牛といった草食動物が肝臓病になったら、やはり、肉、卵、牛乳など良質の高タンパク食をとらないといけないのであろうか。

一般に、草食動物のほうが肉食動物より体が大きい。ということは、筋肉や骨、内臓なども大きく、タンパク質の量も多い、ということになる。

動物は歯の形でその食性が決まっているのだ。

人間の歯は32本ある。その形からすると、20本（20／32＝62・5％）が穀物用の臼歯、8本（8／32＝25％）が野菜・くだもの用の門歯、4本（4／32＝12・5％）が、肉、卵、魚用の犬歯ということになる。

この**歯の形の比率に合わせて、食物をとるというのが、一番健康的**なのである。つまり、人間は食物のうち6割を穀物でとり、2～3割を野菜やくだもので、そして残り1～2割を肉や卵や魚介から摂取するのが、自然な形なのである。

もちろん、肝臓の健康のためにも、つまり肝臓の病気の治療の面でも、この割合がよいはずである。無理して高タンパクなどとる必要はない。それどころか、高タンパクは有害であることも考えられる。

タンパク質が腸の中で消化分解されると、アミン、アンモニア、スカトール、インドールなど猛毒の物質が作られる。これが、血液中に入っていくと全身の細胞を「毒殺」してしまうので、日ごろは肝臓が解毒して防いでいる。肝炎や肝硬変、肝臓ガンの末期などで、肝機能が極端に低下すると、こうした有毒物が解毒されず直接血液中に入っていき、脳細胞を傷つけることがある。そうなると、種々の脳神経症状が表に出てくる。「羽ばたき振戦」（鳥が羽ばたくように手をパタパタと動かす）や「肝性昏睡」がそれである。

肝臓はこのように解毒臓器であると同時に、胆汁という消化液を作り出している消化臓器でもある。だから、肝臓病をわずらったときには、「よく噛み、少食（腹八分目以下）に」し、タンパク質は豆腐、納豆などの大豆製品、そしてエビ、カニ、イカ、タコ、貝など「磯の肉」からとることが大切である。こうした魚介類はタウリンを含み、強肝作用を発揮してくれる。

ニンジン、セロリなどのセリ科の植物にも強肝作用があるので、ニンジン・リンゴの基本ジュースに、セロリ50〜100gをすり入れた生ジュースを飲むとよい。

さらに腹巻をして肝臓のある右上腹部を温めることも大切である。肝臓への血流がよくなり、肝機能の回復が促進される。

「生活習慣病大国」アメリカが和食を見直した理由

人間のための「真の栄養学」は、歯の形の割合によって定められるべきものである。

あまりにも心筋梗塞、ガン、脳梗塞、肥満などの生活習慣病が多かったアメリカでは、1975年、上院に「栄養改善委員会」が設けられ、アメリカの医学者に「全世界の栄養状態と病気の状態」を調べさせた。

2年後に、5000ページにも及ぶ調査報告書が出されたが、その冒頭に「アメリカの反省」が載っている。これを見たマクガバン上院議員が「我われはばかだった。我われは造病食、殺人食を食べていた」と涙ながらに上院で演説したという話は有名である。

その主旨を和訳すると、以下のようになる。

①1日のエネルギー摂取量の55～60％を炭水化物にすること

アメリカの反省（上院より出された「食生活の目標」1977年）

The Seneta Select Committee on Nutrition and Human Needs has proposed “dietary goals” for the United States.

These goals are :

1) increase carbohydrate intake to account for 55 to 60% of energy intake ;
2) reduce fat consumption to 30% of energy intake ;
3) modify the composition of dietary fat to provide equal proportions of saturated, monounsaturated and polyunsaturated fatty acids ;
4) reduce cholesterol consumption to 300mg/day ;
5) reduce sugar consumption by 40% ;
6) reduce salt consumption to 3g/day.

The goals are to be achieved by increasing the consumption of: fruits, vegetables, whole grains, poultry, fish, skim milk, and vegetable oils; and by decreasing the consumption of: whole milk, meat, eggs, butter fat, and foods high in sugar, salt, and fat

1) 炭水化物を１日のエネルギー摂取量の55 ～ 60%に増加
2) 脂肪を１日のエネルギー摂取量の30%に減少
3) 飽和脂肪酸と不飽和脂肪酸の摂取量の比率を同等に
4) コレステロールの摂取量を１日300㎎に減少
5) 砂糖の摂取量を40%カット
6) 塩の摂取量を１日３gに減少

②1日のエネルギー摂取量の30％まで、脂肪摂取を減らすこと
③飽和脂肪酸（バター、ラードなど動物の脂）と不飽和脂肪酸（魚油、植物油などの油）の摂取量の比率を同等にすること
④コレステロールの摂取量を1日300mgまでに減らすこと
⑤砂糖の摂取量を40％減らすこと
⑥塩の摂取量を1日3gまでに減らすこと

そして、以下のようにまとめている。
……具体的には、くだもの、野菜、未精白の穀物、鶏肉、魚、スキムミルク、植物油の摂取を増やし、牛乳、肉、卵、バター、砂糖・塩・脂肪の多い食物の摂取を減らすことによって、この目標は達成されなければならない――。

特に注目したいのは、①の1日のエネルギー摂取量の55～60％を炭水化物にせよ、というくだりである。

「人間の歯は形から見て62・5％（32分の20）は臼歯であり、もともと穀物（炭水化物）を60％前後とるようにできている」という点と一致している。

以来40年、アメリカ人は「和食こそ世界一の健康食」であることを理解し、普通の食生活でも米や豆腐・味噌などの豆製品や魚介類を多くとるようになった。その結果、２０１１年には１９７７年にくらべて心筋梗塞による死亡数が58％、ガンによる死亡数が17％も減少した。先進国のＧ７加盟国としては、唯一ガン死亡者が減っている国でもある。

食生活の健康に対する影響と、歯の形で決まる「真の栄養学」が、いかに大切かがわかるだろう。

体力のない人が無理に食べると「枯れる」？

種々の病気にかかったとき、食欲不振に陥るのは、食をストップさせて胃腸に使われるエネルギーを病気の治療のほうにまわそうとする本能が働くからである。また、食物をとらないでいると、**血液中の白血球も空腹になり、体内の老廃物や病原菌、ガン細胞をたくさん食べるようになる。**つまり、免疫力が上がるのである。

つまり、「体力のない虚弱な人」や「老人」は、少しでも元気になろうとして、食欲を落としているわけだ。

体力がないのに胃腸だけは旺盛な力（消化力）がある、ということは考えにくい。胃腸も体の一部なのだから。

逆に、虚弱な人や食欲のない老人に食を無理強いすると、胃腸をこわし全身がさらに弱ってくる。**人間の胃腸は、植物の根にあたる。**植物は栄養を吸収する根がダメになると、その全体がダメになる。人間にしても同じことである。

植物が弱ったときには、高栄養の肥料を与えると枯れるので、まず水を与える。また、その水も冬場のように植物がそれほど必要としないときに与えたり、やりすぎたりすると根腐れして枯れることもある。同様に、虚弱な人や病人や老人で食欲のない人には食を無理強いせず、むしろ、温かい水分と、できれば60兆個の細胞のエネルギー源となる糖分を与えるとよい。胃腸に消化の負担をかけずに吸収させるには、やはり黒砂糖やハチミツ入りの生姜湯や生姜紅茶が最適だろう。

胃腸病をわずらっていて弱っている人には、**梅醤《ばいしょう》番茶**がよい。食欲が旺盛な人は、元気である。それは「食欲があり、たくさん食べるから元気」なのではなく「元気なので、食べられる」ということなのである。

《梅醤番茶の作り方》

①湯飲み茶碗に梅干しを入れ、箸でつついて果肉を残し、種子を取り出す。

②①にすりおろし生姜汁５〜10滴、醤油小さじ（または大さじ）１杯を加え、そこに熱い番茶を注いで一杯にする。

③１日に２〜３杯飲むと、食欲不振、胃腸の痛み、便秘、下痢、腹鳴（腹がゴロゴロ鳴る）、冷え症、風邪などに著効を呈する。

牛乳が合う人、合わない人

牛乳１本（２００㎖）には、タンパク質、脂肪ともに約６g含まれている。ビタミンは

AのほかB_1、B_2、Cが、ミネラルは鉄、マグネシウム、マンガン、リンをはじめカルシウムなども豊富に含まれている。この栄養価ゆえに、成長期の子供や病人には欠かせない完全栄養食品と考えられているし、また一般人の栄養補給にも恰好の飲み物とされてきた。

たしかに生まれてきた仔牛を短期間に驚くほど成長させる牛乳は、高栄養食品に違いない。しかし、低栄養時代ならいざ知らず、摂取カロリー制限や体重減少指導がされるほどの飽食の現代においては、やはり疑問が残る。

肥満、糖尿病、痛風、脂肪肝などは明らかに「栄養過剰病」である。それ以外でも、脳血栓、心筋梗塞、肺ガン、大腸ガン、乳ガンなど欧米型の病気は「栄養過剰病」の一面をもっている。

こうした事実を考えあわせると、牛乳が高栄養食品だからイコール健康食品だと「断じる」のは、早計に過ぎる気がする。

牛乳を飲むと、腹が張り腹痛と腹鳴を伴う下痢をする人が少なくない。この症状は「乳糖不耐症」と呼ばれ、牛乳の中の乳糖を消化するラクターゼという酵素が小腸内に不足しているために起きる。
ヨーロッパ人はこのラクターゼを終生もち続けるが、日本人をはじめアジア人は、離乳期をすぎるとラクターゼが消失し乳糖を消化できなくなる。ちなみに肉を主食とするイヌイットも、同じような性質をもっている。

このことは、何万年もの間、狩猟と牧畜で暮らしてきた先祖をもつ欧米人と、農耕を生業としてきたアジア人の歴史の違いが、それぞれの体の中に刻印されている証拠である。乳糖を大量に与えられて完全に消化できる日本人は、20%くらいしかいないとされる。こうした事実から、「牛乳を飲んでも日本人にとっては何の栄養にもならない」と暴言を吐いた学者さえいたほどだ。

牛乳の色が白いのは、牛乳のタンパク質（カゼイン）のコロイド粒子によって光が反射されるからである。しかし、この「白」には、漢方の陰陽論で述べたように、大きな意味がある。

人間は、「赤ちゃん」という体温が高く赤血球が多い「陽」の状態で生まれ、年齢と共に少しずつ体熱が下がり、白髪になり白斑が出て白内障をわずらうという具合に、齢をとるにつれて「冷え」の色の「白」に近づいてゆく。そして、ついには「陰」の状態の「白ちゃん」（老人）になって死ぬ。

この陰陽論からすると、白色の牛乳は「赤ちゃん」にふさわしい食物であり、「白ちゃん」（老人）が飲むと体を冷やしたり、冷えの症状である「下痢」をする、という心配が出てくる。

「牛乳では精力がつかない。それは、乳児の飲み物だからだ」という珍説（？）を唱えた栄養学者がいたが、一理あるのかもしれない。

ただし、**陰性の食物も熱を加えると体を温める陽性の食物に変わる。牛乳（白）に熱を加えたチーズは黄色になって、体を温める食物に変化したことを示している。**

だから、「老人」や「冷え症の人」、冷えからくる胃炎、胃潰瘍、クローン病、潰瘍性大腸炎、橋本病、リウマチなどをわずらっている人には、牛乳よりチーズがよい、ということになる。

逆に、体熱が高く、赤ら顔の陽性体質の人で、高血圧や痛風などの陽性の病気をわずらっている人にとっては、熱を冷ましてくれる牛乳が有益である、ということになる。

血栓を作りにくくする食べ物は?

古典的な解熱・鎮痛剤にアスピリンがある。種々の解熱・鎮痛剤が新たに研究・開発されても、いまなお生き残っているアスピリンは安価で効能も十分である。

解熱・鎮痛剤に共通する副作用は、胃痛や胃潰瘍を起こすことである。それを防ぐために、アスピリンをコーティングして、この副作用を緩衝(buffer)したのが「バファリン」(bufferin)で中身はアスピリンである。

アスピリンの副作用として「出血傾向」がある。つまり、アスピリンを服用中に外傷を負うと出血が止まりにくいし、胃や十二指腸から出血をひき起こしやすい。

この「出血を起こしやすい」という副作用を利用して「治療薬」にしたのが、脳血栓や心筋梗塞の再発予防に使う小児用バファリンである。「小児用」とは、アスピリンの量を少なくしたもので、副作用を少なくするのが目的である。

しかし、たとえアスピリンの量を少なくしても、胃・十二指腸潰瘍をはじめ、脳出血、生理の出血過多などの出血性疾患が副作用として現れることもある。

また鎮痛・解熱剤には、皮膚障害（発疹・ジンマ疹などの薬疹）、肝障害、胃障害、造血機能障害（貧血や白血球減少による感染症）などの副作用もある。

肥満、高脂血症、高血糖、多血症、高血圧などの症状があって、食生活や運動の習慣も改善できない人には、血栓予防薬としてバファリンは必要なのかもしれない。

しかし本来は、血栓を作りにくい生活習慣を励行することこそが大事なのだ。それには、以下のことを励行するとよい。

①血栓を作りにくくする食生活

・飽和脂肪酸（獣肉の脂肪）の摂取をひかえ、血栓を防ぐＥＰＡやＤＨＡといった不飽和脂肪酸を含む魚（イワシ、サンマ、サバなど）、同じくタウリンを含む魚介類（エビ、カニ、イカ、タコ、貝、メンタイコ）をしっかり食べる。

・血管を拡張して血栓を防ぎ、血をサラサラにする硫化アリルを含むネギ、ニラ、ニンニク、玉ネギ、ラッキョウを多食する。特にラッキョウを１日３～５粒食べると、狭心症、心筋梗塞の予防によい。

・血栓を溶かすナットウキナーゼを含む納豆を毎日食べる。

・血栓を溶かすウロキナーゼの産生を促すべく適酒（日本酒なら２合、ウイスキーならダブル３杯、ビールなら大瓶２本、ワインならグラス２～３杯、焼酎お湯割りなら３～４杯以内）を心がける。

②運動

散歩・ウォーキングやスポーツにより、動脈硬化を防ぐＨＤＬコレステロールを増加させる。

③入浴

体が温まると血栓を溶かすプラスシンという酵素が産生されるので、シャワーですませず湯船に入る入浴を心がける。

漢方では「良薬は口に甘し」？

"Good medicine is bitter to the mouth."（良薬は口に苦し）というが、漢方薬は逆で、「良薬は口に甘し」である。

風邪をひいた人に葛根湯を服用してもらうと「うまい」というが、治ってから服用すると「まずい」という人が多い。

女性の血の道症（瘀血《おけつ》＝肩こり、頭痛、のぼせ、生理痛、生理不順）に用いられる駆《く》瘀《お》血剤《けつざい》として、漢方では、体力のない人には当帰芍薬散《とうきしゃくやくさん》を、体力中等度の人には桂枝茯苓《けいしぶくりょう》丸《がん》を、体力旺盛な人には桃核承《とうかくじょう》気《き》湯《とう》を処方する。

普通は問診や望診（体格や顔色などを診る）で、どの薬を処方すべきか決める。だが、触診しても、どうしても薬の選抜ができないときがある。そんなときは、この3つの薬をなめてもらう。というのは、**「うまい」または「甘い」と患者さんが実際に感じられるものが必ず効く**からである。このように人間の体は、食物の好き嫌いがあるのと同じように、「いまの体にとって必要な栄養素や薬効成分」に対しては、「うまい」という本能的サインを出すのである。

話は旧聞に属するが、１９９６年3月2日の「朝日新聞」朝刊の一面のトップに「漢方薬副作用で死者10人」「88人間質性肺炎」「慢性肝炎治療に使われた小柴胡湯《しょうさいことう》」という見出しが躍った。

「医師と患者双方とも漢方薬に根拠のない安心感をもっていることへの警告」「漢方薬は安心だという神話が行きわたり、医師が安易に使いすぎたのでは？」「漢方薬も化学薬品と同様に、動物実験や臨床実験での安全性を示すデータが必要だ」とのコメントが医学者から出されていた。

漢方薬に関しては、漢方の専門医が「証《しょう》（自覚症状、他覚症状、診察所見の総合評価）」をしっかり把握し、特になめてもらって「うまい」と患者さんが感じるものを処方すれば、まず副作用はないといってよい。

しかし、「この漢方薬による事故」は、漢方薬のことを知らない医師に対して、製薬会社のＭＲ（医療情報提供者）が「肝臓病に対する西洋医学の特効薬がない」という弱みにつけ込み、「肝炎には小柴胡湯が効く」と説明し、それを鵜呑みにした医師がＭＲにいわれたまま処方したことが原因である。

柴胡という生薬は、消炎、解熱、免疫促進などの作用があるが、柴胡を含んだ柴胡剤という漢方薬は、体力のある人からない人の順に、以下のように使い分けなければならない。

大柴胡湯《だいさいことう》…………体力があり便秘傾向の人の肝臓病、高血圧に。
柴胡加竜骨湯《さいこかりゅうこつとう》……体力があるが、どこか小心な人の高血圧、心臓病、肝臓病、不眠症に。
小柴胡湯《しょうさいことう》…………体力中等度の人の肝炎、胃炎、気管支炎に。
柴胡桂枝湯《さいこけいしとう》………体力がやや劣り、汗の多い人の肝炎、胆石、気管支炎、胃腸病に。
柴胡桂枝乾姜湯《さいこけいしかんきょうとう》…体力虚弱な人の肝炎、胃腸病、気管支炎、不眠症に。

以上のように厳格に使い分けないと、とんでもない副作用が生じる。

小柴胡湯で死亡した人は「頭蓋骨骨折で入院中にC型肝炎と診断された69歳の男性が小柴胡湯を投与され、3週間後に間質性肺炎を起こし、4週間後に死亡……」などというものだった。このように体力のない人には、熱と栄養を補う柴胡桂枝乾姜湯を使わなければならない。熱をさまし、栄養の排泄を促す小柴胡湯を使えば、事故が起こるのは当たり前なのである。

一般に漢方薬には、食物の陰・陽と同じく「熱があり体力のある人には、冷やして排泄する薬を」、この逆に「冷えて体力のない人には、温めて栄養を補う薬を」投与するという大原則がある。

この事件を機に年間400億円を売り上げていた小柴胡湯の売り上げは10分の1程度にまで落ち込んだ。当然の理である。漢方を服用するときは、"Good medicine is sweet to the mouth."（良薬は口に甘し）と肝に銘ずべし。

第3章

血液の汚れ「瘀血」は、まず体を温める

血液の流れが悪い「瘀血」とは？

西洋医学は、発展すればするほど人間の病気を臓器レベル、細胞レベル、遺伝子レベルと深く、細かく追究していく傾向にある。細かく分析していけばいくほど、なんらかの新しい発見がなされ、そのたびに病気の種類が増えていく。現在、何千何万種類もの病気や病名が存在しているのは、そのためである。

しかし、人間を細胞レベル、遺伝子レベルで研究しても、人間や人間の病気についての全体像はとらえられない。ここに、「医師が増えても病気や病人が減らない」という皮肉な現象の大きな原因の一つがある。

一方、漢方では血液の成分などまったくわからなかった2000年以上も前から、「万病一元、血液の汚れから生ず」という考え方があった。

「血液の汚れ」には、西洋医学が老廃物や有害物としている尿素窒素、クレアチニン、尿酸、乳酸、ピルビン酸、アミン、アンモニア、スカトール、インドール、二酸化炭素、一酸化炭素、さらには未だに発見されていない老廃物も含まれているはずである。

西洋医学で血液を分析すると、血球と血漿（血清）に分けられる。

血球成分や血清の中の糖や脂肪などの種々の成分が多すぎたり、少なすぎたりすると、病気（原因であったり、結果であったりする）になる。こうした血液中の成分の過不足や老廃物の増加を、漢方では「瘀血《おけつ》」という概念でとらえていた。

「瘀」とは「滞る」という意味である。したがって「瘀血」とは、「血液の流れが悪い」状態を表している。**血液は流れが悪くなると、汚れてくる。「瘀血」は「汚血」＝「血が汚れている」という意味**もあわせもっている。

「瘀血」が生じると、体に種々なサインが出てくる。

たとえば、体の表面の血管に血液が滞って血行が悪くなるので、紫がかった赤色になってくる（赤ら顔、手掌紅斑《しゅしょうこうはん》、静脈瘤）。ちょっとした刺激（打撲や圧迫など）で、血液が滞っている血管からは出血しやすくなる（鼻血、歯茎の出血、青アザ）。

こうした他人が見てわかる他覚症状と同時に、いろいろな自覚症状も出てくる。

血液の流れがよいときは「頭寒足熱」の状態であるが、逆に流れが悪い（瘀血）ときは心臓から遠い下半身の血行が悪くなって下半身が冷える。すると、下半身に存在していた「血、熱、気」が下半身に存在できなくなり、上に向かって上昇してくる。いわば**「頭熱足寒」の状態**となる。

こうなると、心臓や肺が下から突き上げられてドキドキしたり、息苦しくなったり、咳が出たりという症状が表れてくる。

さらに熱が上昇していくと、顔に発赤や発疹が出てくる。頭まで昇ってくるとイライラ、不安、不眠、焦燥感なども生じてくるのだ。そして、ささいなことでカーッとなって、発汗したりもする。

このように、あらゆる症状が上に向かって出現する状態を「昇症」という。そうなると、下へ向かう症状（降症）の力が弱くなり、便秘、乏尿（尿が出にくい）、生理が止まるという症状が出てくるのである。

瘀血になる（血が汚れる）と、こうした症状が!?

		多すぎ	少なすぎ
水		水毒（むくみ、心不全）	脱水
タンパク質		高タンパク血症	栄養不良
脂肪		高脂血症 ｛動脈硬化 血栓症 脂肪肝	栄養不良
糖		糖尿病	低血糖 ｛頻脈 ふるえ 失神
ビタミン	A	けいれん	肺ガン、膀胱ガン
	E	—	不妊、老化
	C	尿路結石、下痢	壊血病（出血、感染）
	B１	—	脚気（多発性神経炎）
老廃物	クレアチニン	腎臓病	—
	尿酸	痛風	—
ミネラル	ナトリウム	むくみ、高血圧	低血圧、食欲不振
	カルシウム	尿路結石	骨歯の脆弱化
	ヨード	バセドウ病	粘液水腫
	カリウム	心停止	筋力低下
	マグネシウム	—	心臓病
血液成分	赤血球	多血症→血栓	貧血
	白血球	感染症、白血病	再生不良性貧血
	血小板	血栓症	出血

こうした「瘀血」の状態では、西洋医学的なX線検査やCT検査、血液検査では異常が現れてこないことも多い。

しかし、これを放っておくと、西洋医学でも病名がつく病気につながっていく。

したがって、「瘀血」の症状が出たときには、休息をとったり、食事を減らしたり、軽い運動をしたり、入浴をしたりして、本格的な病気になる前にそれなりの対応をすることが必要になる。

これが漢方でいう「未病」を治すということである。

「瘀血」を放っておくと、こんな病気に…

①発疹

甘いものを食べすぎたり、体に合わない化学薬品を服用した場合、ジンマ疹や湿疹などの発疹が現れることがある。これは急激に血液が汚れたからである。少しずつ血液が汚れて「瘀血」の状態になった場合も、人体は皮膚を通して老廃物を捨て、血液を浄化しようとする。それが発疹である。

しかし、西洋医学は発疹そのものを病気と考えるので、抗ヒスタミン剤やステロイドホルモン剤を処方したり、皮膚に塗布したりして、発疹を止めようとする。一時的に治ったかに見える発疹が再発し、長びくことが多いのは、老廃物を捨てて血液を浄化しようとする反応を止めるからである。

体を温め、発汗作用を促し、発汗によって老廃物を捨てる作用で風邪を直す葛根湯が、発疹に目に見えて効果的なことがよくある。その理由も、発疹が起こるメカニズムを考えると納得がいくだろう。

②炎症

鼻炎、扁桃腺炎、気管支炎、肺炎、胆のう炎、膀胱炎など、「炎」のつく病気を総称して「炎症性疾患」という。炎症は英語で inflammation というが、これには「炎」＝flame、つまり「燃えている」という意味がこめられている。

血液の中には白血球が存在し、いつも老廃物を貪食処理して血液の浄化に努めている。だが、白血球が処理しきれないくらい多くの老廃物や有害物が血液内や体内に発生すると、炎症を引き起こすばい菌が体外から侵入してくる。

西洋医学は、ばい菌を悪ものにして、炎症が起こると抗生物質を使ってばい菌を殺そうとするが、これは少しおかしい。よく考えてみると、ばい菌は汚れた川や、よどんだ池などに存在し、小川のせせらぎやコバルトブルーの海の中にはほとんど存在しない。そもそもばい菌は、地球上の不要の物、死物、汚物を燃焼させて土に戻す使命をもって存在しているのである。

ばい菌が体内に入ってきて、肺炎や胆のう炎を起こすというのは、自分自身の体や血液が汚れているからに他ならない。

ばい菌が体に入り炎症が起こると、「発熱」して「食欲不振」になるが、発熱は老廃物を燃やしている現象であるし、食欲不振は血液を汚す最大の原因の「食べ過ぎ」をストップさせている反応である。

このように、体は「食べたくない」と本能によってサインを出している。にもかかわらず、医師までもが「体力をつけるために無理してでも食べるように」といい、せっかくの発熱に対しては解熱剤を処方する。自然医学的見地からすれば、まったくの逆療法ということになる。

一方、漢方では、葛の根、麻黄《まおう》、生姜《しょうきょう》、大棗《たいそう》（＝ナツメ）、桂枝《けいし》など体を温める生薬からできた葛根湯を「炎症性疾患」には処方する。葛根湯は服用して20分もすると発汗してくる。むしろ、発熱を促してやるのだ。

葛根湯には殺菌作用があるわけでもないのに、「炎症性疾患」に大きな効果を表すことが多いのは、発汗によって血液中の老廃物が排泄され、ばい菌が体内に入ってくる理由（血液の汚れ）がなくなるためである。

日本の民間療法である卵酒（日本酒の熱燗1合に卵黄1個を入れて飲む）や生姜湯、生姜紅茶、またヨーロッパの民間療法であるレモンウイスキー（ウイスキーのお湯割りにレモンをしぼる）や赤ワインの熱燗が、風邪をはじめとする「炎症性疾患」に効果的なのも同じような理由からである。

風邪のひきはじめに、ジョギングをしたり、サウナに入ったりして発汗し、風邪を治すという人がいるが、体力のある人なら大いにけっこうな療法だ。

また食欲のないときは、本能に従って食べないほうが、早く治る。ただし、水分と体のエネルギー源としての糖分は補う必要がある。

③動脈硬化、高血圧、血栓、結石

発疹や炎症を化学薬品で抑えようとした場合や、発疹や炎症を起こすほど体力のない老人や虚弱者の場合などでは、血液の汚れを脂肪とともに血管の内壁に沈着させて、血液を浄化しようとする反応が起こる。それが、動脈硬化である。

動脈硬化が発症すると、たとえ血液は浄化されてサラサラになっても、通り道（血管）が細くなってしまっているから、心臓は力を入れて全身に血液を送り出さなければならなくなる。これが**高血圧**である。

高血圧に対して、西洋医学は心臓の力を弱める薬や血管拡張剤を使うが、食生活をはじめとして従来どおりの生活習慣を続けると、血液がまた汚れてくる。しかし、血管の内壁に汚れを沈着させて、血液を浄化する反応にも限度がある。血管が細くなりすぎるからだ。そうすると、今度は血液中で老廃物を固めてしまい血液を浄化しようとする反応が表れる。それが**血栓**である。

また、ときには、汚れた血液を血管外に出して、血液を浄化しようとすることもある。それが**出血**である。鼻血、歯茎からの出血、痔出血、皮下出血（アザ）、胃潰瘍の出血、脳出血、これらすべてが血液の浄化反応と考えてよい。

西洋医学では、血栓に対しては出血を促すような薬を、出血に対しては血栓を作るような薬を処方する。一方、漢方では血栓に対しても、出血に対しても、同じ桂枝茯苓丸《けいしぶくりょうがん》や黄連解毒湯《おうれんげどくとう》などの駆瘀血剤（汚れた血を駆出する薬）を使う。それは出血も血栓も同じ「血液の汚れ」から起こったものであり、表に出てくる形が違うだけで、病態は同じという考えからである。

肝臓で作られて、胆管で胆のうに運ばれ、そこで濃縮されて十二指腸に注がれ、食物中の脂肪を浄化するのが胆汁である。胆汁の成分はビリルビンやコレステロール、リン脂質（レシチン）、胆汁酸といったものである。こうした成分が、濃（多）すぎると、胆汁がスムーズに流れなくなるため、1ヵ所に固めて、その流れと働きを保とうとする反応が生じる。それが**胆石**である。

同じく、尿の成分である尿素、塩化ナトリウム、カリウム、カルシウム、マグネシウム、アンモニア、硫酸、リン酸、クレアチニン、尿酸などが濃くなりすぎると、尿の排泄がスムーズにできなくなる。こうした物質が凝集・沈着・析出して石を作るのが、尿路（腎臓・尿管・膀胱・尿道）結石である。

胆汁も尿も、もともとは血液から作られるのだから、胆汁や尿の成分が濃い（過剰＝汚れている）ということは、血液が汚れている、ということである。したがって、実は胆石も、尿路結石も、「血液の汚れ」が原因ということなのである。

④ガンなど

この40年間で、医師の数は約13万人から30万人に倍増し、医学も長足の進歩をとげ、ガンに関する研究や治療法も飛躍的に進歩した。しかし、ガン死者数は約13万6０００人から、約36万人と2・5倍にも増えてしまった。日本人が長寿になり、疾病構造が変化したことを差し引いて考えても、かなり不可解な現象ではないだろうか。

西洋医学のガンに対する対処法が、どこか的を外しているのではないか、という疑問さえわいてくる。

「ガンも身の内」という。死んだ人には、ガンは決してできてこないのだから、ガンも生きるために何らかの意味をもっている反応である、と考えたほうがより自然だ。

人間の体は、冷えると熱を出すし、喉に物が引っかかると咳をする。腐った物や有害物を食べると嘔吐や下痢をする。つまり、人間の体自身に、常に「治そう」「健常にしよう」とする本能が働いているのだ。にもかかわらず、同じく自分の体が作るガンだけが「体に有害な、人類最大の仇敵」であるはずがないのである。

血液が汚れてくると、これまで述べてきたように、我われの体は発疹や発熱（炎症）、動脈硬化や高血圧、血栓や出血、胆石や尿路結石などを引き起こして、血液浄化に努めようとする。

それをことごとく抑え込むための治療を受けた人、また血液が汚れても炎症や発疹などの反応を起こせないほど体力のない老人や虚弱者、逆に体力がありすぎて少々血液が汚れても何の痛痒も感じない人……そうした人たちの体の中には、血液の汚れを1ヵ所に固めて、血液を浄化しようとする装置ができる。これが、ガンである。

こうした考え方は、東京医科大学を1950年に卒業され、血液生理学を専攻し、多大な業績を残された森下敬一医学博士（現・お茶の水クリニック院長）が、45年以上も前にすでに確立している。

人間が生きている限り、体は「病気を治そう」「長生きしよう」とする。発疹、炎症、高血圧、血栓などの反応も、そうした視点から見ると、森下博士の理論に納得がいくのである。

西洋医学でも昔から、ガン腫からはガン毒素（cancer toxin）が分泌されていることは認めている。これこそが、血液の汚れ（毒素）を1ヵ所に固めて、排泄している状態と考えてよいだろう。

免疫現象の主役である白血球には、細菌やウイルスを貪食したり、免疫物質を作って種々の病気に対抗する働きがある。この白血球とガン細胞には、いくつかの共通点が見られる。

・体内（血液内）を自由に移動できる細胞は、白血球とガン細胞のみである

両者とも血液中や細胞内を移動するときに必要なLeXと呼ばれる分子を産生している。

・ガン細胞からも、白血球からも、活性酸素が多量に放出される

この活性酸素により、白血球は貪食する菌を弱らせるし、ガン細胞は種々の細胞・組織を侵す。

血液中の老廃物、有害物、病原菌を貪食、殺菌して血液を浄化している白血球と、ガン細胞の性質が似ているということは、「ガン細胞も血液の浄化装置だ」とする森下博士の理論に「より説得力を」与えている。

このように、すべからく「病気」にはそれなりの理由があるのだ。「病気」は、血液をきれいにして何とか健康になろう、長生きしようとする反応である。その反応を、西洋医

学は「病気」＝「悪い現象」とみてしまう。

だからこそ、抗ヒスタミン剤やステロイド剤で発疹を抑え、抗生物質や解熱剤で炎症を処理し、心臓の力を弱めるβ‐ブロッカー製剤で血圧を抑え、手術や放射線・抗ガン剤でガン腫を摘出したり、焼却したり、殺傷したりという治療法に躍起になっている。これでは、どんなに医師が増えても、病気や病人はなかなか減らないはずだ。

なぜ体温を上げることが大切なのか？

これまで述べてきたように、病気や体調不良は体内・血液内の「老廃物＝毒」の蓄積が原因である。

健康法として、また病気を治す補助食品として、巷には種々のサプリメントやビタミン剤、キノコやサメのエキス、ローヤルゼリー、植物成分の抽出物、さまざまな健康ドリンクなどが溢れており、それらの成分や効能は素晴らしいものばかりである。

しかし、栄養過剰で「高」のつく生活習慣病や、免疫低下による種々の難病・奇病に悩んでいる我われ現代の文明人がまずやるべきことは、体内と血液内の老廃物を体外に出すことである。

汚れた川を掃除する場合、水で汚れを流し出す前に、種々の清掃剤を入れてもあまりキレイにならないのと同じ理屈である。病気の元凶を断ち切るのに一番大切なことは、まず「入れる」より「出す」ことが肝要だ。つまり、先に我われの体を掃除しなければならない。

そのためには、**体温を上げることが一番重要**になってくる。

ジョギングして、体が温まってくるとまず汗が出てくる。次に痰や鼻水が出てきて、排尿や排便の調子もよくなってくる。

体調が悪いときには、入浴やサウナ浴、できる範囲内でのウォーキングやスポーツ、生姜紅茶や生姜湯を飲むなどして、体温を上げ、体から老廃物を「出す」ことが大切になってくる。健康を取り戻すためには、いの一番に「出す」ことに腐心すべきなのである。

「高血圧」=薬、の前にできることとは?

西洋医学でいう「病気」は、自然医学からすると体そのものが「健康になろう」「延命しよう」とする反応と見ることができる。それが、はっきりとわかるのが、高血圧と降圧剤の関係である。

現在、日本には5000万人もの高血圧患者が存在している。国民の2人に1人近くが高血圧ということだ。

人間の60兆個の細胞は、血液が運んでくる種々の栄養素、水、酸素、免疫物質、ホルモン類、白血球などを用いて生命活動を営んでいる。そして、脳、胃、肝臓、筋肉など固有の器官として機能している。だから、血液の循環が悪いところ、血流が貧弱なところに問題が生じてくる。つまり病気となるのだ。

簡単にいえば、血流の悪い、つまり**「冷たい所」に病気が起きる**わけだ。胃炎や胃潰瘍の人の心窩《しんか》（みぞおち）部（上腹部）は冷たいし、肝臓病の人の右上腹部、あるいは子宮筋腫や卵巣のう腫の人の下腹部は冷たいことが多い。それは、その部分に存在する胃、肝臓、子宮、卵巣の血行が悪いことを意味している。

逆にみれば、冷たい部分を温めてあげれば病気は治りやすいということになる。

先日、ある男性から手紙をいただいた。

「自分はＣ型肝炎を長くわずらい、インターフェロンの治療法をすすめられていたが、副作用が恐ろしくて、やる勇気がなく途方にくれていた。そんなところに、『血行をよくすると病気が治る』という内容の石原先生の本を読み、腹巻を着用してお腹を温めてみた。すると、１ヵ月後に、肝機能を表すＧＯＴ、ＧＰＴの数値が大幅に下がった。試しに次の１ヵ月は腹巻なしで過ごしたら、また値が上昇した。その次の１ヵ月、また腹巻を着用したら、値が正常化した。だから、肝臓病の人には、ぜひ腹巻をすすめて下さい……」

こうした内容が手紙に記されていた。

「血圧が上昇する」ということは、「血管が細くなって、血液の通り道が細くなっている」

ということと、「全身の臓器や細胞が病気にならないように、一生懸命に心臓が血液を押し出している」ことだと考えられる。

降圧剤を服用して血流が悪くなると、うつ（脳血流の低下）、インポテンツ、血栓症、風邪を引きやすいなどの副作用が出現することがあるのも、うなずける話なのだ。

こうした自然医学的な考え方は、疫学調査などからも裏づけられている。

１９８０年に実施された厚生省国民栄養調査対象者1万人（無作為に抽出された30歳以上の男女）を、滋賀医大の上島弘嗣教授らが14年間にわたり追跡調査した「ＮＩＰＰＯＮ研究」は、大変貴重な研究である。

14年後、脳卒中や心筋梗塞、骨折その他をわずらい、人の助けを借りなければ自分の身の回りのことができない人と、ずっと健康であったか病気にかかっても自立できないほどの後遺症が残っていない人について、注目すべき調査結果が出ている。

それによれば、最高血圧が１１９～１８０㎜Hg、最低血圧が69～１１０㎜Hgの領域にあるどの人たちも、降圧剤を飲んでいる人のほうが、飲んでいない人よりも自立度が低いことがわかった。

つまり、降圧剤を使って血圧を下げても「死亡する危険はかえって高くなった」「ガンになる危険性も増加した」ということだ。

具体的には、次のような報告がされている。

降圧剤を服用していない場合、血圧が140／90㎜Hg未満でのガン死亡の危険性を1・0とすると、160／95㎜Hg以上の高血圧の人のガン死亡は0・9とむしろ低くなっている。

同じく140／90㎜Hg未満で降圧剤を服用していない人のガン死亡率を1・0とすると、降圧剤を服用して血圧を160／95㎜Hg未満にコントロールしていた人の死亡率は1・14倍になっている。男性に限って見れば1・3倍に達するという。

『下げたら、あかん！　コレステロールと血圧』（日本評論社）の著者で、大阪大学医学部を卒業後「医薬品の安全で適正な使用のための調査研究と啓蒙活動」に取り組んでおられる浜六郎医師は、『高血圧は薬で下げるな！』（角川ｏｎｅテーマ21）で、次のように指摘している。

「60歳未満あるいはもっと年齢が若くても、自立度を考えると180／100㎜Hg程度までは、降圧剤での治療は不要かつ有害です」

自然医学者を自負する私ですら、180㎜Hgの高血圧を無治療で放置するのは、少々心配である。しかし、日本における高血圧に関する代表的な疫学調査の結果や、血圧の意義から考えると、「頭痛、めまい、吐気、肩こりなどの随伴症状がない限り、160／100㎜Hgくらいまでの高血圧ならば降圧剤を服用して下げる必要はない」という結論になりそうだ。

ただし、高血圧でいま薬を飲んでいる人が、急に服用を中止すると、反動的に血圧が急上昇することがあるので、そうした無茶はしないことだ。降圧剤を服用しなくてもよいような状態、つまり血液を浄化して薬のいらない状態になるような生活療法を励行することが大切である。

解熱剤でラクになる？ でも免疫力が低下する？

発熱は、風邪や肺炎や胆のう炎などの炎症性疾患、ガンや白血病などの悪性腫瘍、リウマチなどの自己免疫性疾患にかかると出てくることが多い。また、単なる疲労が原因でも発熱することが結構ある。

発熱すると、一般の人びとも医師たちも、解熱剤を使って少しでも熱を下げようと躍起になる。たしかに解熱剤を与えると一時的に熱は下がり「楽になった」と喜ばれることも多い。だが、病気がぶり返したり、くすぶり続けたりして長引くことも多い。

発熱は、万病の原因の「血液の汚れ」を燃焼させている状態なのである。その状態を解熱剤を用いて強引にストップさせるのだから、病気の根源は残されたままとなってしまうのだ。

体熱が上がると、血液中の老廃物や有毒物・病原菌などを貪食・殺菌する白血球の動きが活発になる。白血球は、血液の中を泳ぎ回っている単細胞生物だから、温まると動きがよくなるのは当然である。体温が1℃上昇すると、一時的にせよ免疫力は5〜6倍になるのは、白血球の力が強くなるからである。

逆に、**体温が平熱より1℃低下すると、免疫力は30%以上低下する**ことがわかっている。

そして、いまの日本人は、平均体温とされる36・5℃の体温があるのは少数派で、**大半が**

36・0℃前後しかない低体温なのだ。なかには35・0℃未満の人もいる。この低体温が万病をつくっているのだ。

種々の病気や疲労で発熱するのは、老廃物の処理をする白血球の働きを強め、免疫力を高めて、病気や疲労を改善するためのものである。だから、発熱したとき、解熱剤で無理して抑えると、病気が長引くことが往々にして起きてくるのだ。

漢方では、風邪や気管支炎で、悪寒・発熱が生じてくると、葛の根、麻黄、生姜、桂皮、大棗《たいそう》（ナツメ）など体を温める生薬からつくられる葛根湯を処方する。葛根湯を服用して20分もすると、汗が出てきて、スーッと風邪が抜けていく場合が多い。

これは葛根湯にウイルスや細菌を殺す作用があるのではなく、発汗することにより、血液中の老廃物が汗と共に排泄されるので、血液中の老廃物を貪食しようとする病原菌が体内に入ってくる必要がなくなるからである。そのために、風邪や気管支炎が「治る」のである。

発熱性疾患に対する民間療法にも、生姜湯（親指大の生姜をすりおろして湯飲み茶碗に入れ、黒砂糖またはハチミツを適量入れてお湯を注ぐ）、生姜紅茶（熱い紅茶に黒砂糖とすりおろし生姜を適量入れる）、卵酒（日本酒の熱燗1合に卵黄1個分を入れる）、レモンウイスキー（ウイスキーのお湯割りにレモンをしぼって入れる）など、体を温める方法がある。こうした食物がないときは、布団を頭からかぶり発汗させる、という方法もある。

アトピーやリウマチ、その他の慢性病を患っている人が、風邪をひいて発熱が続くと、それまでの諸症状が驚くほど改善することがよくある。これも、発熱によって「血液の汚れ＝万病のモト」が燃焼・浄化されたためである。西洋医学でいうところの免疫力も促進されたと考えてよい。

「痛み」は「冷え」と「水」から引き起こされることが多い。だからこそ、入浴や温湿布で、患部を温めてあげると、たいていの痛みは軽くなるのである。

リウマチや神経痛、関節炎の痛みに対して用いられる「鎮痛剤」は、解熱作用をあわせもっているものが多い。

「痛み」に対して鎮痛・解熱剤を用いると、たしかに瞬間的には痛みを止めてはくれるものの、体を冷やすので「次の痛み」のもとをつくるようなものである。だから、「痛み」

の病気は、いつまでも治りにくいことが多いのである。

その点、漢方では、上半身（腕、肩、首、頭）のこりや痛みには葛根湯を、偏頭痛には利尿作用（体内の水毒を排泄する）のある五苓散《ごれいさん》や苓桂朮甘湯《りょうけいじゅつかんとう》を用いて、すぐれた効果を上げている。

病気とは、血液を浄化しようとしている反応

血液を浄化しようとしている反応を「病気」と考えた場合、その反応を病気とみて抑え込もうとする西洋医学の薬が、ときとして有害になるのは当然のことなのかもしれない。

それは、いま述べてきたように、日常一番よく使われている「降圧剤」や「解熱鎮痛剤」の功罪からも十分に推測できる。

「薬」という字は、草冠に「楽」と書く。これは、もともと病気のときにある種の草をと

ると「楽」になった、という意味であろう。英語のdrug（薬）も、dry herb（乾燥した草）が語源である。

漢方薬など、自然の草から作られている生薬は、病気を治す成分の他に、副作用を抑えてくれる成分も必ずあわせもっている。ところが、有効成分のみを抽出し、化学的に合成した「化学薬品」は、主作用はきわめて強力だが、緩衝作用がないから、副作用も必ず存在する。

『臨床医の注射と処方』（上林茂暢、宮崎康、高見茂人、松山公彦・編、医歯薬出版）という本の冒頭に、実に素晴らしいことが書いてある。

〈生体のメカニズムは、その進化の過程において、驚くべき合目的性を獲得した。従って生物中の最適者である人体の構造は、自然のままに放置されるのが最も健全であるとさえいえる。

しかも、これらの機構の科学的解明は、まだその一部にしか及ばないため、健康な人に与えて、健康状態や能力をそれ以上高める物質は、形而上の存在でしかない。その意味では、外から与えられる薬物は「毒」に転化する可能性をもっている。

しかし、生体が何らかのアンバランス（病気）に陥ったとき、これを取り戻そうとするメカニズム（治癒傾向）を助ける物質の存在は経験的に知られ、これをもとにして薬品は進歩してきた。「薬」とはこのような目的で選ばれた物質であり、このような場合にのみ有効である。

ただし、これも生体のすべての機構に合目的に働くものではあり得ず、適用を誤ると、重大な副作用を起こし「毒」である半面をもっている。

以上より、次のような薬理学の原則が導き出される。

・薬の主作用と副作用は切り離せない。

・副作用が絶無で完全な薬には、偽薬以上の作用は期待できない。〉

これは、薬の何たるかを見事に述べている文章である。

早い話が「副作用のない薬は存在しない。副作用のない薬は効かない」という意味である。

したがって、薬を服用するのは、「副作用があっても主作用のメリットのほうが大きいとき」のみに限られるということになる。

「薬」が「両刃の剣」的性格をもっていることは、ステロイド（副腎皮質ホルモン）剤が端的に示している。

交通事故で大出血を起こし、血圧も低下し、生命が危ない状態の患者に、ステロイド剤を入れた点滴をすると、息を吹き返すことが往々にしてある。また、重症の喘息発作で、呼吸ができずにチアノーゼが出現している瀕死の重病人を、ステロイド剤の注射によって救うこともできる。まさに「伝家の宝刀」的な薬である。

またリウマチや膠原病のSLE（全身性エリテマトーデス）、それにアトピー、喘息、鼻炎などのアレルギー疾患や、潰瘍性大腸炎、クローン病などの免疫異常による病気、さらには白血病など西洋医学では原因や治療法が十分に明らかにされていない「難病」にステロイド剤を用いると、はじめのうちはほとんどの症状が消え、まるで病気が治ってしまったかと思われるほどよく効く。

しかし、これは症状を抑えている対症療法で、数週間以上使うと、むくみ、血圧上昇、体重増加、胃潰瘍、糖尿病、骨歯の脆弱化、免疫力低下による感染症の頻発、うつをはじめとする精神症状など、副作用が数多くあらわれてくる。

こうした事実を考え合わせると、「薬」とは、「本当に必要な場合、短期間、スパッと使う。そのときのみ、本当に効果のある薬になる」ということがわかる。あまり必要でもない人に、習慣化してダラダラ使われる例も少なくないが、それは避けた方がいい。もっとも大切なことは、「未病」を防ぎ、「薬を服用しなくてもよい健康体を作る」ことであることはいうまでもない。

第4章

元気に長生きするための〝超〟健康習慣

「お腹をすかせ、体を温める」と病気にかからない

近年、「免疫」という言葉を耳にする機会が多くなった。「免疫」とは文字どおり、「免疫＝病気（疫）を免れる」という意味である。免疫力を増強すれば「病気にはかからないし、かかっている病気は治る」ということになる。

その免疫力の主役を務めているのが白血球で、血液1㎣の中に4000〜8000個ほど存在し、血液に乗って体内を移動している。血液中の老廃物を貪食して血液を浄化したり、病原菌やアレルゲン（アレルギーの原因物質）も貪食・処理して、体を守る働きを果たしている。

白血球には、大きく分けて顆粒球（約65％）とリンパ球（約30％）とマクロファージ（約5％）がある。体内の老廃物や外来の病原菌を貪食・処理するのは、主に顆粒球の中の好中球とマクロファージである。

しかし、自分たちの手に負えないほど敵（病原体）が多かったり、その力が強い場合、

マクロファージがヘルパーT細胞にその旨を伝える。ヘルパーT細胞はすぐさま、B細胞に抗体（免疫グロブリン）を作るように指示すると同時に、キラーT細胞を出動させて病原体を攻撃させる。B細胞から作られた抗体は、ミサイルさながらに病原体を追撃してやっつける。

一匹狼的な存在のNK細胞は、ウイルスや細菌に乗っとられた（感染を受けた）細胞を殺傷して消滅させる。と同時に、マクロファージと共同して病原体を攻撃する。

体内にガン細胞（のような異物）が発生すると、キラーT細胞やNK細胞が攻撃して消滅させる働きをする。

以上が、西洋医学が解明している「免疫の仕組み」である。

こうした白血球は、血液中を泳ぎ回っている単細胞生物であり、自律神経やホルモン、サイトカイン（白血球が分泌する生理活性物質）にコントロールされている面はあるものの、一つひとつが独立して働いている生命体だ。

我われが腹一杯食べると、血液中にはタンパク質、脂肪、糖、ビタミン、ミネラルなど

白血球の構成と働き

白血球の構成		働き
顆粒球（約65%）	好中球	細菌の貪食・殺菌、血液中の老廃物の処理。
	好酸球	5%以下。アレルギー反応の原因物質のヒスタミンを中和し、アレルギー疾患の治癒を促進。
	好塩基球	2%以下。ヘパリンを放出して血栓を防いだり脂肪を低下させる。
リンパ球（約30%）	B細胞	抗体（免疫グロブリン）をつくって、ミサイルのように病原菌その他の抗原に向かって発射・攻撃。
	ヘルパーT細胞	免疫システムの司令塔。キラーT細胞の成長を助けたり、B細胞に抗体の産生を命令。
	キラーT細胞	ウイルスに感染した細胞を直接破壊。
	NK細胞	マクロファージと似た働きをする。特にガン細胞の攻撃。
	サプレッサーT細胞	免疫細胞が外敵を全滅させると、キラーT細胞やB細胞にそれを知らせ、戦争を終結させる。
マクロファージ（約5%）		体内に侵入したホコリ、死滅した細胞、血管内壁のコレステロールなど、なんでも食べるスカベンジャー（掃除屋）。血液中以外にも、肺・脳・肝臓・腸などに存在。サイトカイン（白血球生理活性物質）を放出してガン細胞を攻撃。抗原（病原菌など）を完全に破壊できなかった場合、ヘルパーT細胞に、緊急事態を知らせ、免疫システムの奮起を促す。

免疫の仕組み

細菌・ウイルス

↓ 体内に侵入

マクロファージ・好中球が細菌・ウイルスを貪食・殺菌
NK細胞が細菌・ウイルスに感染した細胞を殺傷

↓ 細菌・ウイルスが強い場合

マクロファージがヘルパーＴ細胞にSOS

↓

ヘルパーＴ細胞
Ｂ細胞に抗体（免疫グロブリン）をつくるように指示
キラーＴ細胞を出動させて細菌・ウイルスを攻撃

↓

抗体が細菌・ウイルスを追撃

白血球は体を守る「軍隊」
手分けして細菌やウイルスと戦う

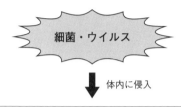

の栄養素が豊富になる。すると、それを食べて生きている白血球も腹一杯になるので、血液中に老廃物が増えたり、病原菌が侵入したり、ガン細胞が発生したりしても、貪食しようとしない。つまり、免疫力が落ちるのである。

逆に、空腹時には血液中の栄養素も不足し、白血球も腹が減るので、血液中の老廃物や病原菌、ガン細胞を存分に貪食する。つまり免疫力が上がるわけだ。

風邪、気管支炎、大腸炎（下痢）などの炎症、さらにガンをはじめとするあらゆる**病気にかかると食欲がなくなるのは、白血球を空腹にさせ、免疫力を上げようとする体の本能＝自然治癒力のなせる業**だといってよいだろう。

この仕組みがわかると、糖尿病（血液中の糖がいつも多い状態）の人は免疫力が低下していて、結核や皮膚炎、膀胱炎、ガンなどにかかりやすい理由もよく理解できる。

体温と免疫力も深く連動している。

まず、寒い所では、手はかじかみ、体の動きもぎこちなく硬くなる。温かい所では手足も柔らかく、その動きもスムーズになり、いろいろと仕事もはかどる。スポーツを始めるにあたって、ウォーミング・アップをするのも、体を温め運動能力を高めるためである。

同じように、体が温まると、血液中を流れている単細胞生命体の白血球の働きも高まる。つまり、免疫力が上がるのである。あらゆる病気で発熱するのは、免疫力を上げ病気を治そうとしている反応に他ならない。

こう考えてくると、お腹一杯（腹十二分）のときは免疫力が落ち、病気が悪化することはあっても病気が治ることはない。免疫力が上がり、病気を治す力が強くなるのは、空腹のときなのである。病気を防ぎ、健康を増進するためには、「空腹の時間を長く作る」こと、それに「体を温める」ことがもっとも大切になってくる。

食欲がなければ朝食は食べず、黒砂糖入り紅茶を

免疫力を高めることを考えれば、無理な食事は避けたほうがよい。食欲のない人は、食べる必要など毛頭ないのだ。特に、朝食は食欲がわかなければ食べなくてよいことは、すでに述べたとおりである。

朝から食欲があり、何の持病もなく、元気そのものの人が、朝食をとることに反対する理由はまったくない。しかし、朝から食欲がある人でも、高脂血症、高血糖（糖尿病）、高尿酸血症（痛風）、高塩分血症（高血圧）、高体重（肥満）など、「高」のつく「栄養過剰病＝生活習慣病」をわずらっている人は、むしろ食べる必要はない。なにしろ体内には消費すべき栄養が十分に余っているのだから。

このほか、胃潰瘍やクローン病、潰瘍性大腸炎、肝臓病、すい臓病などの消化器病をわずらっている人も、たとえ食欲があっても食べる必要はない。「消化器病」は、すべて自分自身の消化器（胃腸、肝臓、すい臓）の能力以上に飲食物をとったため、消化器が疲労して起こった病気だからである。

こうした「高」のつく病気や消化器病に限らず、何らかの病気をわずらっている人で、朝から食欲がない人は、体の本能が食欲をなくすことで空腹の時間をつくり、白血球の力＝免疫力を上げようとしているのだから、やはり食べる必要はないのである。

ただし、人間の60兆個の細胞のほとんどがそのエネルギー源を糖分に頼って生きているのだから、糖分と水分だけは適正に補うとよいだろう。胃腸に負担をかけず、ということ

郵便はがき

おそれいりますが
52円切手を
お貼りください。

1028641

東京都千代田区平河町2-16-1
平河町森タワー13階

プレジデント社
書籍編集部 行

フリガナ		生年（西暦） 年	
氏　名		男・女	歳
住　所	〒 TEL　（　）		
メールアドレス			
職業または学校名			

ご記入いただいた個人情報につきましては、アンケート集計、事務連絡や弊社サービスに関する お知らせに利用させていただきます。法令に基づく場合を除き、ご本人の同意を得ることなく他に 利用または提供することはありません。個人情報の開示・訂正・削除等についてはお客様相談 窓口までお問い合わせください。以上にご同意の上、ご送付ください。
＜お客様相談窓口＞経営企画本部 TEL03-3237-3731
株式会社プレジデント社　個人情報保護管理者　経営企画本部長

この度はご購読ありがとうございます。アンケートにご協力ください。

本のタイトル

●ご購入のきっかけは何ですか?(○をお付けください。複数回答可)

1 タイトル　2 著者　3 内容・テーマ　4 帯のコピー
5 デザイン　6 人の勧め　7 インターネット
8 新聞・雑誌の広告（紙・誌名　）
9 新聞・雑誌の書評や記事（紙・誌名　）
10 その他(　)

●本書を購入した書店をお教えください。

書店名／　（所在地　）

●本書のご感想やご意見をお聞かせください。

●最近面白かった本、あるいは座右の一冊があればお教えください。

●今後お読みになりたいテーマや著者など、自由にお書きください。

どうもありがとうございました。

は排泄を促し、血液の浄化をしようとする朝の生理現象を阻害しないような方法で、糖分と水分を補うようにすればよい。

私がすすめるのは「紅茶に黒砂糖を入れて飲む」ことである。黒砂糖は種々のビタミン、ミネラルをもバランスよく含んでいる。その点では、ハチミツでもよいが、黒砂糖はハチミツより体を温める作用が強い。したがって、黒砂糖のほうがおすすめである。

近年、緑茶のカテキンが注目されている。そのカテキンが集まって作られるのが紅茶のテアフラビンである。テアフラビンはカテキンと同様、活性酸素を除去し、種々の病気を予防してくれる。病原菌やインフルエンザ菌の殺菌作用があることも知られている。なんといっても色の濃い紅茶は体を温めてくれる。

黒砂糖には、糖分を体内で利用・燃焼するのに必要なビタミンB_1やB_2、さらにミネラルのカリウム、鉄、亜鉛なども存分に含まれている。特にカルシウムの含有量は約300㎎(100g中)と白砂糖の150倍もあるので、黒砂糖の摂取は骨・歯を強くする。また、亜鉛は強壮作用もある。黒砂糖は血糖を下げる「黒糖オリゴ」を含み、糖尿病の予防・改善にむしろ効果的であることも、最近の研究で明らかにされている。

この黒砂糖入りの紅茶に、すりおろし生姜を適量入れると、さらに健康効果が高まる。

生姜には、体温を上げ、気力を高める作用がある。さらに、血圧を下げる、血栓を溶かす、うつ状態を改善する、胃腸の働きをよくするなどの素晴らしい作用がある。医療用漢方薬約200種類の70%に生姜が含まれており、「生姜なしに漢方は成り立たない」とさえいわれている優れ物なのである。

石原式"朝だけ断食"ダイエットの一日の流れ

朝食としては、黒砂糖入り紅茶を飲むだけで十分である。だが、40歳もすぎ、体のあちこちにガタがきて、複数の病気を抱え込んでいる人は、ジューサー（ミキサーではない）でニンジン2本とリンゴ1個をしぼってジュースを作り（ニンジン・リンゴジュース）、毎朝コップ2杯程度を飲用するとさらによい。

ヨーロッパの自然療法病院や、メキシコのティファナにあるゲルソン病院などの自然療法病院では、メイン・セラピーとしてニンジンジュースを用いている。これに、リンゴを加えると、味がまろやかになる。イギリスの諺に「一日一個のリンゴは、医者を遠ざける」というものがある。それほど薬効のあるリンゴを加えることで、味を楽しみながら病気の治癒を促すことができるのだ。

私が1979年に勉強に行ったスイスのB・ベンナー病院には、全世界から難病奇病の患者が集まっていたが、ここでもニンジンジュースを中心とする食事療法で治療を行なっていた。ベンナー病院の院長に「なぜ、そんなにニンジンジュースが効くのですか」とたずねたところ、「人間の体に必要なビタミン、ミネラルがすべて含まれているから」という答えが返ってきた。

米国の農務省も指摘しているように、現代人はタンパク質、脂肪、炭水化物（糖）はとりすぎるほどとっているのに、それを体内でうまく利用・燃焼するために必要なビタミンやミネラル類が不足している。つまり現代人は「栄養過剰の栄養失調病」で悩んでいるのである。その栄養の欠陥を是正してくれるのが、ニンジン・リンゴジュースなのだ。

朝食を食べないか、黒砂糖入り紅茶またはニンジン・リンゴジュースで過ごすと、前日の夕食から昼まで約16~18時間、ほぼ断食したような状態になる。したがって、その場合の昼食は、断食あけの「補食」に相当する。

消化がよく、しかもタンパク質、脂肪、糖、ビタミン、ミネラルを十分に含んだ食物が必要だ。その条件を満たすのが「ソバ」である。八種類の必須アミノ酸を含む優秀なタンパク質、動脈硬化を予防する植物性の脂肪、エネルギー源となる糖質などのほか、ビタミン類約30種、ミネラル類約100種をほぼ完全に含んでいる。さらに、脳血流をよくして脳卒中や認知症を防ぐルチンも含んでいる。

ソバに添える薬味のネギは、血行をよくして体温を上げる硫化アリルを含んでいる。トウガラシには同じく血行をよくし体温を上げるカプサイシンが含まれている。だから、ネギや七味唐辛子を存分にふりかけて食べると、気力、体力がみなぎってあふれてくる。

ソバに飽きてきたら、具だくさんのうどんにネギ、七味唐辛子を存分にふりかけたものや、タバスコ（カプサイシンを含む）をしっかりふりかけたピザやパスタを食べるとよい。

もし、普通のご飯を食べるならば、腹七~八分目にとどめておく必要がある。何しろ昼食は「補食」なのだから。

こうやって、朝食と昼食をすませたら、夕食はアルコールを含めて何を食べてもよい。人間の体には、「日内リズム」がある。種々のホルモンや化学物質の分泌量は、このリズムに合わせて増減する。日々の生活習慣も、このリズムに基づいていることが望ましい。たとえば、午後6時から7時にかけて、糖分を利用・燃焼するインスリンの働きが最高に達するので、アルコールやご飯類をしっかり食べてもよいのである。

こうした「朝は黒砂糖入り紅茶かニンジン・リンゴジュース、昼はソバ、夕食はアルコールを含めてなんでも食べる」という石原式ダイエットは、これまでも大きな反響を得てきた。『プチ断食ダイエット』（サンマーク出版）、『体を温めると病気は必ず治る』（三笠書房）などの拙著は、それぞれベストセラーになった。

拙著を読まれた方々から、石原式ダイエットを実行したところ、「頑固な便秘が治り、毎日、排便があるようになった」「排尿が多くなり、むくみがとれた」「血圧が下がった」「肝機能が改善した」「生理痛や生理不順が軽くなった」「リウマチの痛みが軽減」「喘息が軽くなった」「半年で22kgやせた」……などのたくさんのお便りをいただいた。

「朝は黒砂糖入り紅茶2杯、昼はソバ、夕食はなんでも食べる」を実践した会社社長が、6ヵ月で体重が25kg、ウエストが22cm減り、コレステロール、中性脂肪、血糖も下がり、夜間の無呼吸症候群が改善されたという記事が、ある夕刊紙にビフォー&アフターの写真入りで掲載されたりもした。

《石原式、朝だけ断食・ダイエット》

（朝食）……「食べない」

または、お茶やコーヒーのみ

または、黒砂糖入り（生姜）紅茶1～2杯

または、ニンジン・リンゴジュース1～2杯

または、ニンジン・リンゴジュース1～2杯＋生姜紅茶1～2杯

（昼食）……ソバ（とろろ、ワカメ、ザル）＋七味唐辛子＋ネギ

または、具だくさんのうどん＋七味唐辛子＋ネギ

または、ピザやパスタ（タバスコをしっかり用いる）

または、普通食　腹7～8分目

（夕食）……アルコールも含めて何でも可

※途中で空腹を感じたら、チョコレート、黒飴、黒砂糖、黒砂糖入り（生姜）紅茶などで糖分を補うと、空腹感がやわらぐ。

66歳の私が20年以上、メタボ知らずな秘密

私は46歳まで、朝はニンジン・リンゴジュースをコップ2杯、昼はとろろソバ、夕食はビールと日本酒のあと和食中心の食事という食生活を続けていた。ところが、46歳を過ぎたころより、毎日約４㎞のジョギングをしているにもかかわらず、少し太り出した。

ちょうどそのころから、私が提唱する健康法がマスコミに少しずつ注目されるようになり、東京にいる日は診察の空く正午から種々の雑誌や新聞のインタビューを受けるようになった。そのために、昼食の時間がなくなってしまった。いまでは、昼食はインタビュー

する記者の方と一緒に、生姜紅茶に黒砂糖を入れたものを1〜2杯飲むだけの簡素なものになっている。

私の一週間のスケジュールはだいたい次のようなものだ。

日、月、木は、運営する伊豆の健康増進施設で保養者の方々への講演や健康相談を行なう。火、水、金、土は、伊豆の自宅からマイカーで伊東駅へ、伊東駅から熱海まで在来線、熱海から東京駅まで新幹線、東京駅からクリニックまでタクシーを乗り継ぎ、約2時間半かけて出勤する。

帰りは、逆のコースをたどる。新幹線の中は、原稿やゲラのチェック、読書をする重要な時間となる。

帰宅すると、毎日、約4㎞のジョギングをする。一日伊豆に滞在している日は、夕方にウェイトトレーニングも行なっている。これが週2、3回。学生時代に九州学生パワーリフティング軽量級で優勝したときと同じ強度のトレーニング、たとえばベンチプレス100kgをいまでもこなすことができる。

このように運動を欠かさないが、それでも固形物を食べるのは夕食のみである。しかも極端な偏食。肉は嫌いで食べない。「卵は完全栄養食品だから」と患者さんにはすすめるが、自分は嫌いで食べられない。牛乳を飲むと下痢をするのでこの40年間飲んだことはない。魚も、塩ジャケとタラ以外は食べられない。

いったい何を食べているのかと、不思議に思われるに違いない。普段の食事内容は次のようなものである。

エビ、カニ、イカ、タコ、貝のうち1～2品を刺身か、炒めもの、煮ものにしていただく。あとはご飯に味噌汁、納豆、豆腐ぐらいのものである。ビールと焼酎または日本酒を毎日飲む。時々、日中小腹がすいたときは、チョコレートやクッキー、かりんとうなどを食べることもある。

それでいて、身長162cmの短躯ではあるが、体重62kg、胸囲100cm近くの筋肉質の体を、66歳の今日まで保っている。

老眼なし、血圧もここ10年くらいは計っていないが、多分正常だろう。友人の医者仲間からは人間ドックをすすめられるが、一回も受けたことはない。

先に述べたルーチン・ワーク以外にも、全国での講演が年に30～40回、テレビ・ラジオ出演が年に20～30回、単行本の執筆が年10～20冊という忙しさである。それでも、ここ40年間、病気で休んだことは一日もない。ときに、これ以上スケジュールが埋まってくることもある。

そのようなときには、食事を半分にし、疲れていても運動、ジョギングやウェイトトレーニングを軽くやることにしている。逆に、**忙しいときに、腹一杯食べて運動をしないでいると、老廃物・余剰物が体に残り、疲れがひどくなり、かえってハードスケジュールはこなせなくなる**ものだ。

ライオンやチーターなどの肉食動物は、お腹がすいたときには知恵をしぼり、全身全霊を傾けて草食動物を追っかけて狩りをする。それでも5回に1回くらいしか成功しないそうだが、ともかくも獲物にありついて満腹になると、ゴロリと横になり目の前を餌となる草食動物が通りすぎても見向きもしない。

つまり、動物は空腹のときに心身の働きが最高潮に達し、逆に満腹になるとやる気やファイティング・スピリットが失せる、ということなのである。

空腹のときは、胃からグレリンというホルモンが分泌され、脳の働きがよくなることが明らかにされている。

免疫力の中心である白血球も満腹のときはその力が低下し、免疫力は落ちるが、空腹のときは逆に免疫力が増す。だからこそ、発熱性疾患やガンなど種々の病気のときはもちろんのこと、単なる疲労でも食欲不振が引き起こされ、免疫力を上げようとするわけだ。

エジソンが蓄音機を発明したときは9日ほど、ほとんど飲まず食わずであったという。

満腹のときはろくに仕事もできないし、頭脳も働かない。一日の中で空腹の時間をいかに長く作るかが、心身の健康の促進や、頭脳の冴えをもたらす決め手なのである。

体を温め、HSPを増やすと免疫力が上がる

免疫力を高めるために、「空腹」と同じくらい大切なのが、「体を温めること」である。

これも、前に簡単に触れたが、「体を温めること」は、白血球の働きをよくするだけでな

く、すべての臓器の働きもよくすることが科学的に証明されつつある。

我われは寒い所へ行くと、手足がかじかみ動きが鈍くなる。体温が低下すると免疫力のみならず筋肉、胃腸、皮膚、脳、腎臓、子宮、卵巣などあらゆる器官の働きが悪くなり、種々の病気の素地を作ることにつながる。逆に、体が温まると、あらゆる器官の働きが高まり、健康が増進される。こうしたことは、医学知識のない人でも経験的にわかっている。

近年、HSPと呼ばれるタンパク質が注目されている。このHSPを通して、なぜ体を温めると、健康を増進できるのか、病気が治るのかが、より科学的に明らかにされてきている。

HSP（Heat Shock Protein＝熱ショックタンパク質）というのは、1962年、F・M・リトッサ（Ritossa）がショウジョウバエの幼虫を30℃の高温で飼育したとき「ある種のタンパク質が増加」したことを発見し、「熱というショックを受けて、細胞から作られるタンパク質」という意味でHSPと名づけられたものである。

このHSPは、人間を構成している60兆個のどの細胞にも存在している。細胞内の悪くなった不良タンパク質を修復して元気な細胞に作り直したり、修復不可能と判断したタンパク質をすみやかに分解して新しく良質なタンパク質を作る、という仕事をしている。

人間の体は、目や脳の細胞も、皮膚や骨や胃腸や心臓などの細胞もすべてタンパク質からできている。このタンパク質が傷つけられ、細胞の働きが悪くなったり廃絶した状態が病気である。

また、種々のホルモンをつくり出す細胞や白血球も、タンパク質でできている。だから、そうした細胞を構成しているタンパク質が傷害を受けると免疫力も落ちることになる。

日本におけるHSP研究の第一人者である修文大学健康栄養学部の伊藤要子教授は、次のように指摘している。

入浴やトレーニングなどで**体を温めるとHSPが増加し、次のような恩恵に**あずかれる。

①筋肉痛や筋萎縮の予防・改善
②運動能力の促進
③血中乳酸が低下し、疲労しにくくなり、仕事量が増加

④褥瘡《じょくそう》（床ずれ）やケガなど創傷治癒の促進

⑤脳内麻薬といわれるβ‐エンドルフィン、セロトニン、エンケファリンの分泌が増加することによるガンやヘルペス（帯状疱疹）などの痛みの軽減

⑥NK活性、INF、TMFなど（免疫を担当する細胞や物質）が増加することによる免疫能の促進

伊藤教授は、種々の実験データから、これらのことを立証している。体を温めることで、普通考えられている以上に、素晴らしい健康効果を得られるのである。

湯船やサウナで体を温める絶大な効能とは？

体を温めるのに手っ取り早い方法が入浴である。いま、湯船には入らずシャワーだけで済ませる人が増えている。

若い人に「お風呂が嫌いですか」と尋ねると、「一人暮らしでは、湯船にお湯を張ると、水道代や、それを沸かす燃料費がかかり、不経済で……」との答えが返ってくることも少

なくない。

たしかに、近視眼的に考えると、そのとおりである。しかし、**湯船に入らずシャワーだけですます入浴習慣が、いまの日本人の体温を下げている**要因の一つになっている。シャワーだけの入浴では、体温が低下して免疫力が落ち、種々の不調や病気をもたらし、通院したり入院したりして医療機関に医療費を払ったりすることが増えてしまう。長い目でみると、かえって「不経済」になるはずである。

入浴としてはぜひ湯船に入るべきである。銭湯やサウナなども積極的に利用して、体を温め、免疫力を上げていただきたいものである。

入浴の効能としては次のような事項があげられる。

①HSPの増加

HSPの増加によって、先に述べたような筋肉痛の改善、疲労回復、ケガの治癒促進などの効果が期待できる。

②温熱効果

温熱による血管拡張作用で血行が促進され、内臓や筋肉への酸素供給や栄養補給が増す。また、腎臓や肺における老廃物の排泄（尿や呼気）が促進され、疲労もとれて、病気の予防改善につながる。

③免疫能の促進

白血球のなかの顆粒球（好中球）やマクロファージの貪食・殺菌力や、リンパ球の免疫力が温熱効果によって高められる。

④線溶能が高まる

脳梗塞や心筋梗塞などの原因となる血栓を溶かし、血液をサラサラにしてくれるプラスミンという酵素が増える。つまり「線溶能」（線維系溶解能）が高まる。

⑤種々のホルモンの分泌が高まる

ホルモンを分泌する内分泌腺は、入浴による温熱と血行促進、ＨＳＰの増加によって、その機能が高まる。コーチゾール（副腎皮質ホルモン）、プロラクチン（脳下垂体ホルモン）、テストステロン（男性ホルモン）、エストロゲン（女性ホルモン）などの分泌量が増す。その結果、体の抵抗力、抗病力が増すとともに、男はより男らしく、女はより女らしくなる。

⑥β-エンドルフィンの分泌

脳内麻薬のβ‐エンドルフィンの分泌が増し、快適な陶然とした気分になる。また温熱効果とβ‐エンドルフィンの相乗効果により、種々の痛みが軽減する。

⑦皮膚の汚れをとる作用

皮膚腺、汗腺などの分泌腺の汚れをとり、老廃物の排泄を促し、心身をリフレッシュさせる。

⑧静水圧の効果

下半身は静水圧（水の重さ）で圧迫されるので、下半身の血液の心臓への戻り（還流）がよくなる。その結果、心臓の血液拍出量も多くなり、全身の細胞への酸素・栄養の供給が増す。また腎血流量も増えるので排尿量も多くなり、むくみや痛みの改善に役立つ。

⑨浮力の効果

人体の比重は１・０３６なので、水中に沈んだ部分の重みは０・０３６と非常に軽くなる。そのため、風呂の中では、腰痛などの痛みのある人も動作が容易になり、温熱による血行促進とあいまって、痛みや麻痺の治癒につながる。

立ちっぱなし、座りっぱなしで足がむくむ理由

人体最大の器官は肝臓とされるが、その肝臓でも体重の60分の1、約1kg程度しかない。それに対し、皮膚は3kgもあり、「肝臓より大きな器官」ということもできる。その皮膚よりさらに大きな器官といえるのが筋肉である。

筋肉は男性で体重の約45%、女性で36%を占めており、文句なしに人体最大の器官である。これだけの重量を占めているのであるから、筋肉が人間の健康に甚大な影響を及ぼすのは当然の理である。

人間が立っていられるのも、手足を動かしたり笑ったりできるのも、すべて筋肉の働きによる。心臓は全身に血液を送り出し、全身の末梢部から血を引き戻すという働きをしているとされるが、こぶし大の大きさしかない心臓には、実はそんな力はない。

筋肉が動く、つまり収縮したり弛緩したりすると、筋肉の中を走っている血管も同じように収縮したり拡張したりする。この筋肉の動きが血液の流れをよくし、心臓の働きを助

けているのだ。

逆に見れば、筋肉を動かさなければ、全身の血流は十分にスムーズに流れないし、心臓にも負担がかかってくる。一日中立っていたり座っていたりしたとき、下肢がむくむのはそのためである。

こうした**血流を促す働きと同じくらい大切な働きに、熱を産み出す筋肉の「産熱器官」としての機能がある**。

安静時でさえ、骨格筋からは全熱量の約20%が産み出されている。一方、動き続けている心臓（心筋）から産出される熱量も約11%になる。労働や運動などの活動しているときには、当然、筋肉による産熱量が増え、一日平均でいうと40～50%の産熱を行なっている。

平熱より1℃体温が低下すると30%以上も免疫力が落ちるし、逆に1℃上昇すると一時的にせよ5～6倍も免疫力が高まることは、すでに述べたとおりだ。

50年前の日本人に比べ、現代の日本人の体温が約1℃低下して36・0℃前後しかないことが、免疫力を落とし、ガンや自己免疫性疾患、アレルギー、高脂血症、糖尿病、早朝高血圧などの生活習慣病を増やしている大きな要因になっている。

筋肉を鍛えて体温を上げることは、健康の維持・促進、病気の予防・改善にとって、最上の方策といってよい。

その筋肉の70％以上が、腰から下に存在する。だから、下半身を鍛えることが、より大切になってくるのだ。

ウォーキングで「老けない」「太らない」体に

人間の筋肉は、使わないとすぐ衰えてくる（廃用性萎縮）。**定期的に筋肉トレーニングを行なっていない人は、30〜40歳代で1年に約２２７g、50歳代では４５４gの筋量の減少**が起こるという研究結果がある（１９９４年、エバンス＆ネルソン両博士）。

逆に、十分鍛えると筋肉は90歳まで発達することが、医学的に明らかにされている。

筋力を鍛えることなく普通の生活をしていると、加齢により上肢の筋力はピーク時に比べて約20％減少し、下肢の筋力は約30％減少する。筋力の低下が一番少ないのは握力で、

ウォーキングの年代別目安

年齢	分速（1分間に歩く距離）	1日の最低歩数
70歳代	60メートル	6,000歩
60歳代	70メートル	7,000歩
50歳代	75メートル	8,000歩
40歳代	80メートル	9,000歩
30歳代	85メートル	10,000歩

以下、背筋力、下肢の筋力の順に大きくなる。手は日常生活の中で何かにつけて使っているので、握力の低下が少ないのだろう。

下肢の筋肉を鍛えるのに、いつでも、どこでもできる手っ取り早い方法は、ウォーキングである。若い人は、一日1万歩が目安であるが、年齢とともに上の図表を参考にして、だいたいの歩数を決められるとよい。

毎日ウォーキングをすることにより、次のような効果が期待できる。

①血圧が下がり、脳卒中を防ぐ

下半身の筋肉が発達することにより毛細血管が新生され、下半身に血液がプールされ「頭寒足熱」の健康にとって理想の状態になる。その結果、血圧が下がり、脳血管への負担が軽減する。

②心臓病の予防・改善

歩くことで、筋肉による血流促進効果が高まり、心臓の負担を軽くする。

③認知症の予防

歩くことにより、ふくらはぎの筋肉、お尻の筋肉、背筋などの「抗重力筋」が鍛えられ、脳への覚醒刺激が増す。記憶中枢の「海馬」領域の血流がよくなることが、明らかにされている。

④骨粗鬆症の予防・改善

歩くことで筋肉への血行がよくなると、骨への血行もよくなる。と同時に、自分の体重により骨が刺激され、骨へのカルシウムの沈着が促される。そのため、骨が強化される。

⑤腰痛、膝の痛みの予防・改善

下肢・腰の筋肉が鍛えられることにより、腰の骨や膝への負担が軽くなる。

⑥糖尿病、高脂血症、脂肪肝、肥満の予防・改善

人間の筋肉の70%以上を占める下半身を動かすことにより、体温が上がり、糖や脂肪が燃焼・消費される。

⑦ストレス解消

歩くと脳からα波（リラックスしたときに出現する脳波）が出るうえ、快感ホルモンのβ‐エンドルフィンも分泌されるので、自律神経失調やノイローゼ、うつ病などの予防・改善になる。

⑧肺の機能強化

歩くことで呼吸が深くなり、呼気の排泄量が多くなる。それによって、発ガン物質や病原菌の排泄も多くなり、肺ガン、風邪、気管支炎、肺気腫の予防につながる。

なお、ウォーキングを長く続かせていくためには、ぜひ万歩計を購入されることをおすすめする。

カナダの大学の研究者たちが「106人の運動嫌いの人たちを集めて万歩計を与え、12週にわたり、ただそれを身につけて毎日の歩数を記録してもらう」という実験をした。

この106人は、はじめは意識的に歩こうとするつもりはまったくなかったようだが、万歩計を持っているだけで、歩く歩数が平均7029歩から1万480歩に増えたという。

毎日約3400歩プラスされたことで、3ヵ月で平均1・5kgの体重減少、ウエストは1cm短縮、心拍数は1分間に「4」減少（心臓機能が強くなったことを示す）するなど、種々の健康効果があったことが判明した。

忙しい人におすすめ。正しいスクワットのやり方

ウォーキングをする時間をとれない場合は、スクワットをするとよい。squat とは、「しゃがみ込む」という意味だ。大正九年生まれで、92歳まで元気に過ごされた森光子さんが毎日150回も励行されていたことで有名である。

下肢、腰、尻、背中の筋肉を短時間で鍛えられる。

《スクワットのやり方》

①両腕は、後頭部に組んで両下肢を肩幅よりやや広くして立つ。

②息を吸い込みながら座り込み、その後、息を吐きながら立ち上がる。

③この動作を10～15回くり返して（1セットという）行ない、その後しばらく休んで息が整ったら、また行なう。

最初は3～4セットから始め、だんだん下半身が強くなってきたら、1セットの回数、およびセット数を増やしていく。

膝や腰に痛みがある人は、痛みが出る直前でしゃがむのを止める。浅くしゃがみ込むことをくり返していると、下半身の筋肉が発達し、膝や腰の骨への体重の負担も軽くなり、血行もよくなって温まり、痛みもやわらいでくる。

第5章

自分でできる病気撃退「生活療法」

この章では、これまで述べてきた健康や病気への考え方を活かしながら、体の不調や病気にとっての生活療法を紹介する。それぞれの病気に4～9種類の生活療法を掲げたが、このうち一つでも二つでも実践すれば、症状の改善につながる。

①肥満

摂取するカロリーに比べて消費するエネルギーが少ないことが肥満の原因である、と西洋医学は断定している。しかし、巷には「水を飲んでもお茶を飲んでも太る」という人がいる。水太りという言葉もあるくらいだから、カロリーのない水で太ることも大いにあり得るわけだ。何しろ、体重の60％は水なのだから。特に、女性でも男性でも、色白の人はその傾向が強い。

水をビニール袋に入れて、手で吊り下げると下の方が膨らむ。水は重力で下の方へ下がっていくからだ。女性の〝下半身デブ〟とか〝大根足〟というのは、水分が腰より下に溜まっている状態のことである。

漢方には**「相似の理論」**というものがある。常に水、お茶、コーヒーなどの水分を多くとる人、パン、ケーキ、ミカン、グレープフルーツなどフワーッとした物を好む人は、水太りになりやすい。つまり、**食べたものと同じ形（相似）**になるわけだ。逆にいえば、やせたいならばゴボウ、ニンジン、レンコン、ネギ、玉ネギ、山芋など、色が濃くて身の引きしまったものを食べるとよい。「相似の理論」からすると、体も引きしまることになる。

なめくじに水やビールをかけると、何倍にもふくれるが、塩をふりかけると縮む。同じように、肥満の人には「水分過剰の塩分不足」という一面がある。

肥満になると高血圧、脳卒中、心筋梗塞、ガン、痛風、糖尿病、胆石、婦人病、不妊症など、ありとあらゆる病気にかかりやすくなるので、肥満を解消することは健康にとって非常に大切である。

▼〔生活療法〕

※以下①～⑧まで、ひとつでもふたつでも、取り入れられることを実践する。

①労働やスポーツなどで十分に筋肉を動かすと、発汗や排尿がよくなり余分な水分を排泄し、体熱も産生する。それによって代謝もよくなり、減量効果を発揮する。

②**入浴**、**サウナ**などで発汗すると、水分が排泄されると同時に、気化熱で体内のカロリーが奪われ、減量の手助けとなる。**生姜風呂**（生姜1個をおろして布袋に入れて湯船につける）、湯船に1つかみの粗塩（自然塩）を入れた**塩風呂**、すりおろしたニンニク入り布袋を使う**ニンニク風呂**に入るとさらによい。ただ塩風呂などは、上がるとき普通の湯水で塩を洗い流す必要がある。

③**海藻**、**豆**、**芋**、**ゴマ**、**玄米**などを十分にとると、食物繊維の働きで腸内の余分なコレステロールや中性脂肪、糖分、老廃物、さらに水分も大便とともに排出されて、減量効果が上がる。

④**ネギ**、**ニラ**、**玉ネギ**、**ニンニク**などアリウム属の植物は、血行をよくし、発汗を促すので、減量効果を発揮する。

⑤**生姜紅茶**を愛飲すると、利尿を促すと同時に、体を温め代謝をよくする。

⑥水太りの人は、**塩**、**味噌**、**醤油**、**明太子**、**塩ジャケ**、**漬物**、**佃煮**など塩けの多いものをしっかりとること。塩は水を追い出し、身を引きしめる。

⑦**ゆで小豆**（小豆50gを600ccの水を入れた鍋で、水が半分になり、小豆が軟らかくなるまで30分程度煮詰める）を食べると、利尿と排便を促すので、絶大な減量効果がある。

⑧朝食代わりにする生ジュースは、次のどちらかを飲むとよい。

ニンジン　1・5本（約300g）↓180cc
リンゴ　3分の2個（約200g）↓160cc
キュウリ　1本（約100g）↓80cc
計420cc（コップ2・5杯）

ニンジン　2本（約400g）↓240cc
パイナップル　200g↓140cc
計380cc（コップ2杯）

キュウリは利尿効果の強いイソクエルシトリンを含んでおり、排尿を促進し、水分を体外に排出する。**パイナップル**は、腸内の余剰物・老廃物を分解して、排泄する。

（2）高血圧・脳血栓・心筋梗塞

高血圧症の人は、体内や血液内に塩分や水分が溜まり過ぎているうえに、脂肪やコレステロールなどの余剰物、尿酸やビルビン酸などの老廃物も多くなり過ぎて、血液の流れが悪くなっている。

こうした余剰物や老廃物は、血管の壁にくっついて動脈硬化を起こす。体は、余剰物や老廃物を血管壁に付着させることで、血液を浄化し、血液の流れを保とうとしているのだ。水洗トイレが詰まったときに、排水管に圧力をかけて詰まりを取ろうとするのと同じように、血管が細くなったり血液がドロドロになって流れが悪くなった場合、心臓は力を入れて血液を押し出そうとする。これが高血圧の実態である。降圧剤で無理に血圧を下げると、うつ病、脳血栓、心筋梗塞など血流低下からくる病気や気力の低下といった副作用を起こしたりすることもある。

そのため、塩分、脂肪、コレステロール、尿酸などが、体内に過剰にならないような食生活をする必要がある。

▼〔生活療法〕

※以下①〜⑦まで、ひとつでもふたつでも、取り入れられることを実践する。

①体重オーバーなら標準体重に戻すように努力する（**よく噛んで少食に。やたらと水分をとらない**こと）。

②肉、卵、牛乳、バター、マヨネーズは控え、**魚介類**を中心にとる。EPAやタウリンが、動脈硬化を予防し、血栓を溶かしてくれる。

③酒はむしろ、動脈硬化を予防するHDLコレステロールを増やしてくれるので飲んでよい。ビール、焼酎、日本酒、ウイスキーなど自分が好きなものでよい。特に、**焼酎**は血栓を溶かすウロキナーゼの産生を促す。

④**海藻、豆、野菜、コンニャク**など、食物繊維の多いものを十分にとり、腸内と血液の浄化を心がけること。

⑤朝食は少なめにし、次の**生ジュース**を毎日飲むとよい。

ニンジン　2本（約400g）↓240cc
リンゴ　1個（約300g）↓240cc

キュウリ　1本（約100g）→80cc

計560cc（コップ3杯）

キュウリは、塩分と水分を排泄して血圧を下げる。

⑥**ウォーキング**をはじめ種々のスポーツ、または**スクワット**などで下半身の筋肉を鍛えて、「尻欠ける」状態を改善し、下半身の血液循環量を増やす。

⑦**足浴**（洗面器かバケツにお湯を張り、両足首より下を10〜20分つける。冷めないよう時々、熱い湯をつぎ足す）を毎日励行して、「頭寒足熱」になるようにする。

(3)糖尿病

糖尿病は、すい臓のランゲルハンス島にあるβ細胞から分泌されるインスリンが不足して起こる病気である。過食により血糖値が上昇し、すい臓がインスリンの必要量を補えなくなると、糖尿病になると考えられている。

日ごろ、糖尿病患者を診察して気づくのは、上半身は太っているのに、下半身が妙に細いという人がほとんどということだ。糖尿病は、足のしびれ、むくみ、インポテンツ、糖尿病性腎症というように下半身に病状が集中している。漢方の理論から考えると、下半身の弱りが糖尿病の原因ともいえる。したがって、根菜類（**大根、ニンジン、ゴボウ**など）をしっかりとり、よく歩いて**下半身を強化**する必要がある。

▼〔生活療法〕

※以下①〜⑦まで、ひとつでもふたつでも、取り入れられることを実践する。

①**海藻、豆、芋、玄米**など食物繊維の多いものを食べ、腸からの糖分の吸収を妨げるようにする。

②**牡蠣**や**生姜**など、インスリンの成分になる亜鉛を多く含む食物をしっかりとる。

③**玉ネギ**には、グルコキニンという血糖降下作用のある成分が含まれているので、スライスしてカツオ節をかけて食べるとか、サラダに用いるとか、工夫して毎日生食する。

④過食を慎み、体重オーバーの人は**減量**を試みる。

⑤**カボチャ**にも、すい臓機能を高める成分があるので、十分に摂取する。

⑥血糖を下げる作用のある**山芋の酒（山芋酒）**を飲む。

《山芋酒の作り方と飲み方》

(1)山芋(または長芋)200gを乾燥させ、細かく刻む。

(2)グラニュー糖約150g、焼酎1・8ℓを(1)とともに果実酒用の広口ビンに入れ、冷暗所で3ヵ月間放置する。

(3)1日1回就寝前に30ccほど飲む。

⑦次の**生ジュース**を毎日飲む。

ニンジン　2本(約400g)→240cc

リンゴ　1個(約300g)→240cc

玉ネギ　100g→70cc

計550cc(コップ3杯)

玉ネギのかわりに、**インゲン豆のサヤ**でもよい。インゲン豆のサヤにも亜鉛がたくさん含まれている。

（４）痛風

血液中に尿酸が多くなると、いろいろな関節（特に足の親指の関節）に沈着して炎症を起こし、腫れと痛みを生じさせる。

尿酸はプリン体が分解してできる最終産物である。プリン体は肉類やモツ類に多く含まれているので、美食する人が痛風になりやすい。また尿酸は、心臓、血管、腎臓にも沈着して、心筋梗塞、血栓、腎結石・腎不全の原因にもなるので要注意である。

なお、**飲酒過多になると、尿からの尿酸の排泄が阻害されて痛風が起きやすくなる。**そのため、適当な量（日本酒なら２合、ウイスキーならダブルで３杯、ビールなら大瓶２本、焼酎ならお湯割り２～３杯のどれかを１日の最大目安に）を心がける。

▼〔生活療法〕

※以下①～⑦まで、ひとつでもふたつでも、取り入れられることを実践する。

①体重オーバーの人は、減量に努力する。

②肉、卵、牛乳、バターは極力控え、**魚介類**を中心としたものを食べる。
③海藻、豆類、コンニャク、野菜、玄米など**食物繊維の多いもの**を食べ、腸を掃除する。
④次の**生ジュース**を毎日飲む。

ニンジン　2本（約400g）→240cc
リンゴ　2個（約300g）→240cc
セロリ　（またはキュウリ）100g→70cc
計550cc（コップ3杯）

キュウリは排尿をよくして、血中の尿酸の排泄を促してくれる。セロリは、骨・血管・腎臓に沈着している尿酸の沈殿物を溶かしてくれる。
⑤**ホウレンソウ**には、尿酸の分解・排泄を促す作用があるので、積極的に食べる。
⑥陰性の食物である**酢**は、陽性病である痛風に効く。特に、黒酢や梅酢は、尿酸の排泄を促す作用が強力なので、これを使った酢の物を積極的にとる。
⑦尿酸が足の指に沈着するのは、足の温度が27℃前後と低温であるからである。したがって、**足浴**（参照、174ページ）を励行すると、足指への尿酸の沈着、それによる痛風発作を防ぐことができる。

(5)ガン

欧米型のガンといわれる肺、大腸、乳、卵巣、子宮体、前立腺、腎臓、すい臓などのガンは、動物性脂肪の摂取量と完全に比例して発生してくることが、現在では疫学的に証明されている。

肉、卵、牛乳、バター、マヨネーズなどの高脂肪食をたくさんとると、それを消化するために胆汁の分泌が活発になる。この胆汁は腸内細菌の働きで、デヒドロコール酸、アポコール酸などに変化する。これらの物質が、便秘などで長時間大腸にとどまって刺激を与えると、大腸ガンになるとされている。

動物実験で、女性特有のガンである乳・卵巣・子宮体のガンを作ろうと思えば、女性ホルモンを注射し続けるとすぐに発生させられる。反対に、男性特有の前立腺ガンを作るには、男性ホルモンを注射すればよい。この女性ホルモン、男性ホルモンの原料はコレステロールである。

日本人に比べて喫煙者数が4分の1以下である欧米人の肺ガン発生数が、日本人の4倍以上ということは、タバコだけが肺ガンの原因ではないことを証明している。

実は、肺は脂肪の合成や分解という脂肪代謝をつかさどる臓器でもある。高脂肪食により肺の負担が増え、そこに喫煙や大気汚染が加わると肺ガンが発生しやすくなる。

すい臓も、脂肪を消化する酵素を分泌しているので、高脂肪食の影響を受けやすい。腎臓は、体内の老廃物の最後の解毒をする臓器だから、やはり高タンパク・高脂肪の食物をとるとオーバーワークになりやすい。

いまや、胃ガン、子宮頸ガンというかつての日本型のガンはどんどん減少し、大腸ガンや肺ガンといった欧米型のガンが激増している。**ガン予防には、まず欧米型の食生活を日本型の食生活に戻すこと**が、何より大切なことになる。

欧米型のガンは、高栄養・高カロリーの陽性過剰病の範疇に分類できる。ガンは、その芽が生じて臨床的にガンと診断されるまでに、10年から30年、平均19年かかるといわれている。いわゆる超慢性病である。

たとえ陽性の病気でも、病状が進むと必ず「死」という「極陰」の状態に向かっていくので、「体の冷え」をともなってくる。「陽性ガン」も、ガンの芽が発生する段階では、過食、過栄養、エネルギー過剰の陽性状態だったとしても、ガンという診断がつくころには、

「冷え」をともなった陰性状態になっていると考えられる。これは、ガンが「硬い」という「陰」の属性をもっていることからもわかる。

だからこそ、発熱によってガンが治癒することもあるし、ガンの温（発）熱療法や、ビワ葉温灸などが有効でもあるわけだ。

ガンに限らず、これまで述べてきた高血圧、糖尿病、痛風、脂肪肝などの陽性病も、病気が進んでくると「冷え」の性質を帯びてくることが多い。したがって、陽性病であるはずの患者さんが、陽性の温かい食物を本能的に欲求したら、与えてよいのである。

また、腹八分のネズミの発ガン率は極端に低く、腹十二分のネズミの発ガン率は高い。また、肥満の人ほどガンにかかる傾向が強いことからして、**「よく噛んで少食にする」**ことがガンの発生や再発、悪化の防止には有効なのである。

▼〔生活療法〕

※以下①〜⑦まで、ひとつでもふたつでも、取り入れられることを実践する。

①肉、卵、牛乳、バター、マヨネーズ、クリームなど**欧米型の食事を極力さける**。

②**海藻、豆、コンニャク、玄米**などの食物繊維で、腸内のコレステロール・脂肪の血液

への吸収を妨げ、大便で排泄させる。

③ガンは、「血液の汚れ」が固まったものであり、血液の浄化装置である。血液の汚れを改善するために、**よく噛んで（一口に30回以上）少食**を心がける。

④主食は玄米がよいが、口に合わないようなら、白米に黒ゴマ塩（黒ゴマ8：自然塩2をフライパンで炒ったもの）をかけて食べる。

⑤一日二食にし、朝は**ニンジン・リンゴ**の基本ジュースと**生姜湯**または**生姜紅茶**にする。少々苦いが、できれば基本ジュースに**キャベツ**100gを加えるとさらによい。

米国の自然療法学者のN・W・ウォーカー博士は、「ニンジンとキャベツは、潰瘍とガンを治す奇跡の野菜である」といっている。キャベツの中の「スルフォラファン」というイオウ化合物が、ガンに効くことが明らかにされている。

ニンジン　2本（約400g）↓240cc
リンゴ　1個（約300g）↓240cc
キャベツ　100g↓70cc
計550cc（コップ3杯）

⑥ガン細胞は「熱」に弱いので、日常の生活で、**散歩、カラオケ、入浴、サウナ**など体

を温めること、また気分をよくすることを積極的に行ない、体熱を上げるように心がける。

⑦元々は陽性病でも、病状が進むと「冷え」の体質を帯びてくるので、**生姜湯**、**梅醤番茶**をはじめ、本能が欲求するなら、体を温める陽性食品もとってもよい。ただし、常に少食を心がけること。

(6)胃炎・胃潰瘍・胃ガン

「ハゲに胃ガンなし」といわれるくらい、陽性体質の人は胃ガンをはじめ胃炎・胃潰瘍にはかかりにくい。

胃潰瘍には牛乳がよい、と西洋医学ではすすめるが、これは疑問である。西洋医学的にいうと「牛乳には潰瘍をよくするビタミンUが含まれているから」となるが、含まれている栄養素のことをいう前に、牛乳は体を冷やす極陰の食品ということを忘れてはならない。

胃潰瘍をはじめ胃炎、胃ガンは「冷え」を主体として起こる病気である。だから、牛乳のような陰性食品は極力避けて、代わりにチーズなど陽性食品を中心によく噛んで少なめに食べることが大切だ。

▼〔生活療法〕

※以下①〜⑨まで、ひとつでも、ふたつでも、取り入れられることを実践する。

①**キャベツ**には、キャベジン（ビタミンU）という潰瘍に非常に効果的な成分が含まれている。ジュースにすると「陰性」が強くなるので、キャベツを刻み、カツオ節と醤油を振りかけ、少し「陽性食品」に変えて食べるとよい。

②さほど体が冷える感じがしないときは、次の**生ジュース**をかむようにしてゆっくりと飲むとよい。胃ガンも含めて、すべての胃の病気に大きな効果を発揮する。

ニンジン　2本（約400g）↓240cc
リンゴ　3分の2個（約200g）↓160cc
キャベツ　100g↓70cc
計470cc（コップ2・5杯）

③**黒豆**を黒砂糖で煮て毎日食べると、胃炎、胃潰瘍によく効く。

④**レンコン**を、すりおろしてガーゼでこすか、ジューサーでジュースにして飲むと止血

作用がある（潰瘍やガンの出血に対して）。

⑤**ジャガイモ**をすりおろして、ガーゼでこしたものを、1日3回飲む（1回に1個のジャガイモをすりおろす）。

⑥①〜⑤の方法を試しても、やはり「冷え」を感じるときは、**梅醤番茶**を1日2〜3回飲用するか、**シソの葉入り生姜湯**を1日2〜3回飲む。

《シソの葉入り生姜湯の作り方》

(1)青ジソの葉を火であぶり葉がパリパリになったら手でもんで、湯飲み茶碗に入れる。

(2)(1)に、すりおろした生姜をガーゼでしぼり約10滴（5cc）ほど加え、湯飲み茶碗半分くらいまで熱湯を注ぐ。

⑦**シソ**の葉約5gと黒豆1合を、適量の水で煎じて服用すると、特に吐血に効く。

⑧**ジャガイモ**を厚さ1㎝ほどに切り、網で真っ黒になるまで焼き、1日2〜3枚食べると、胃潰瘍の特効食となる。

⑨**腹巻**を四六時中着用して、腹を温め胃への血行をよくする。

(7) 風邪(気管支炎・扁桃腺炎)

英語で風邪のことは「common cold」というくらいで、「冷え」の典型的な病気である。体が冷えると、体内での化学反応・代謝が十分に行なわれず、老廃物や酸毒物がたまり、血液が汚れる。この汚れを燃焼するためにウイルスが侵入して炎症を起こしている、と考えてよい。

西洋医学ではウイルスを退治するために抗生物質や解熱剤を使うが、これは逆療法になることもある。一時的に熱は下がるが、かえって病気が長引いたり、ぶり返すことが多い。一方、漢方では、葛の根、麻黄、生姜、ニッキ(シナモン)、シャクヤク、大棗(ナツメ)、甘草という体を温める生薬から成る葛根湯を処方し、発熱・発汗を促して治療する。

民間療法でも、**生姜湯**、**梅醤番茶**、**卵酒**、ヨーロッパで親しまれているレモンウイスキーなど体を温める方法で治療するものが多い。体に熱が必要だから発熱しているわけで、熱を補ってやるような治療をするのが正解である。

▼〔生活療法〕

※以下①〜③まで、ひとつでも、ふたつでも、取り入れられることを実践する。

①発熱して食欲がないときは、無理に食べないこと。食欲不振は、胃腸を休ませて、そこで使われるエネルギーを、風邪を治すほうに回そうとする反応である。と同時に、食物から入ってくる老廃物を一時的にストップさせ、血液を浄化する反応でもある。

②風邪のごく初期なら、体力のある人は、ジョギングしたり、熱い風呂に入ったりして発汗すると、むしろひどくならず、早めによくなることがある。葛根湯と同じ原理で、汗で老廃物を排泄し、血液の汚れをきれいにできるからだ。

③民間療法としては次のような方法がある。

・**熱い味噌汁に、ネギ**をたくさん入れて飲み、すぐ就寝する。

・**生姜湯、梅醤番茶**を1日2〜3回飲用する。

・**梅干し**2個を黒焼きにして、熱いお茶と一緒に飲む。

・**生姜紅茶**を1日2〜3回飲む。

・酒が飲める人は次のような方法もある。

(1)日本酒の**熱燗**50ccに卵黄を入れて一気に飲み、就寝する。

(2)ウイスキーのお湯割りに、レモンを半個〜1個しぼって入れて飲み、就寝する。
(3)清酒20ccを湯飲み茶碗に入れ、すりおろした生姜を約10滴(5cc)加え、熱いお湯を30cc程度加えて飲む。その後、すぐ就寝する。

(8)肩こり

ひとえに肩の筋肉の血行不順の〝賜〟であるのが、肩こり。その大半が、運動不足、筋肉の鍛錬不足が原因である。

足の裏は第二の心臓といわれるくらいだから、**よく歩いて全体的に血行をよくする**ことが大切。と同時に、**肩、うなじ、腕の筋力を鍛えて、血行をよくする**ことがさらに大切だ。

▼〔生活療法〕

※以下①〜⑥まで、ひとつでもふたつでも、取り入れられることを実践する。

①よく歩き、全身の血行をよくする。また、手浴を1日15〜20分くらい行なう。洗面器

に42〜43℃のお湯を入れ、その中に、手首より先をつける（手湯）。少しぬるくなったら、お湯をつぎ足すとよい。

②両手を胸の前でカギ形に組み、その姿勢で、両腕を引っぱり7秒間このままの姿勢を保つ。その後、手を組んだまま首の後ろに回し、同じく7秒間力を入れて引っぱる。血行がよくなり、肩の筋肉の温度が上がり、即効的にこりがよくなるはずである。

一日数回これを行なうとよい。これは「アイソメトリック運動」といわれ、大変効率のよい運動である。

③**入浴のとき、自然塩を手にまぶし、肩やうなじをマッサージする**と、血行がよくなり、こりが楽になる。

④布袋に**唐ガラシを刻んで詰め、湯船に**入れて入浴する。

⑤**生姜湯**に**葛粉**を3gくらい加えて飲むと、肩やうなじのこり、頭痛に効く。

⑥生姜をすりおろして汁を作り、70℃くらいに温めて、ガーゼにしみ込ませて、肩に貼る（**生姜湿布**〔参照、193ページ〕の簡易版）。

(9)頭痛

五苓散《ごれいさん》という漢方薬がある。5つの生薬からできており、そのうち4つが水剤(利尿剤)という、いわば「漢方の利尿剤」というべきものだ。むくみ、下痢、吐気などの「水毒」(水滞)によく効く薬だが、数年来という頑固な頭痛などに実にすぐれた効き目を発揮することがよくある。

「冷」「水」「痛」の三角関係図より明らかなように、ほとんどの痛みは冷えと水分過剰によって起こる。たとえば、偏頭痛があまりにひどいと吐く人がいるが、これは胃液(という水分)を捨てて治そうというメカニズムが働くからだ。

また、呉茱萸湯という頭痛の妙薬がある。ゴシュユというミカン科の果実の果皮、朝鮮人参、生姜、大棗(ナツメ)より成る薬で、この成分構成からわかるように、体を温めることで、冷え症で体力のない人の頭痛を取り除こうというものだ。

風邪の妙薬として有名な葛根湯は、肩こりや頭痛(特に首から後頭部の痛み)にもよく効く。要するに、首から上の血行をよくし、筋肉をほぐすわけである。

▼〔生活療法〕

※以下①〜⑧まで、ひとつでもふたつでも、取り入れられることを実践する。

①**梅干し**の果肉を両方のコメカミに貼る。

②**生姜湯**に葛粉3gを入れて飲む。

③**玉ネギ**半個を刻み、**卵黄**1〜2個と一緒に茶碗に入れてかき混ぜ、そこに**醤油**と**唐ガラシ**を加え、**熱いご飯**にかけて食べる。上半身の血行を促し、発汗を助ける。肩こり、頭痛に効く。

④お茶の成分は健康によいものが多いが飲みすぎると水毒の原因となる。お茶をたくさん飲むときは、梅干しを添えるなど、体を温める工夫をする。

⑤体を温め、利尿作用もある**生姜紅茶**を、緑茶のかわりに飲むとよい。血行をよくする**ニッキ（シナモン）**を少し加えると、さらによい。

⑥**ネギ**を細かく刻み、**味噌**と半々くらいに混ぜて、どんぶりに入れて熱湯を注ぎ、飲んで寝る。

⑦水毒が頭痛の原因となることも多いので、**ゆで小豆**で利尿を促すこともよい。だが、

お茶やジュースなどで水分をとりすぎないことが先決である。

⑧**生ジュース**は、少々飲みにくいが、次のものを飲むと体を温め、血行をよくして頭痛を抑えてくれる。

ニンジン　２本半（約５００g）→３００cc
玉ネギ　１００g→70cc
計３７０cc（コップ２杯）

(10) 腹痛および下痢

腹痛といっても千差万別で、急性虫垂炎、腹膜炎、急性すい炎、胃・十二指腸潰瘍、腸閉塞、婦人病など急を要する病気は、もちろん病院へ行くのが先決だ。

しかし、たいした病名もつかないような腹痛は、「ガス」による腹痛か、「冷え」による腹痛なので、胃腸を温めることが大切である。

カイロで温めたり、風呂に入ったりするとよい。一時しのぎにドライヤーで温めるのもよい（火傷しないように注意する）。

▼〔生活療法〕

※以下①～⑦まで、ひとつでもふたつでも、取り入れられることを実践する。

①**生姜湯**や**梅醤番茶**は、特効薬である。

②**生姜湿布**を患部に施す。

③**生姜風呂**や**塩風呂**に入る。

④**自然塩**を焼いて布袋に入れ、臍のところを温める。

⑤**生姜の粉、朝鮮人参の粉末、山椒**を2：1：1の割合で湯飲み茶碗に入れ、熱湯に溶いて飲む。

⑥軽い下痢・腹痛なら、**生姜紅茶**に、ニッキを少々加えて飲むとよい。**熱いお茶と梅干しでもよく効く**。

⑦**味噌汁を熱く**し、**ネギ**か**生姜**を刻んだものを入れて飲む。

なお「下痢」の対処法もほとんど同じである。

《生姜湿布の作り方》

(1)生姜（ヒネ生姜がベター）150g、水2ℓ、木綿袋、厚手のタオル2枚を用意。
(2)すりおろした生姜を木綿袋に入れ、上部をひもでしばる。木綿のハンカチにくるみ輪ゴムで止めても可。
(3)水2ℓ入りの鍋に(2)の生姜を入れ、火にかけ、沸騰寸前で止める。
(4)とろ火で温め続けながら、70℃くらいの(3)の中にタオルを浸し、そのタオルをきつく絞りすぎないで患部に当てる。
(5)すぐ冷えるのを避けるため、患部に置いたタオルの上にビニールをかぶせ、その上に乾いたタオルをのせる。
(6)10分ぐらいしたら、またタオルをお湯につけ、これを2、3度くり返す。
(7)症状がひどいときは1日に2、3回、軽ければ一日1回でよい。お湯は温め直しながら2、3度は使える。
(8)皮膚にヒリヒリした刺激など違和感があるなら、やらないこと。湿布をした後1時間内の入浴はヒリヒリするので要注意。

⑾神経痛・リウマチなどの痛み

痛みは「冷え」と「水」より生じるものだから、温めればよくなる。ほとんどの痛みが入浴中に軽減するのは、そのためである。

化学薬品の痛み止めは、その場の痛みは止めても、必ず解熱作用をあわせもっているので、ますます体を冷やし、新しい痛みを作ることになる。

痛みの治療には、発汗・排尿などの〝水抜き〟と、〝温めること〟の2つに主眼をおくべきである。もちろん、体を冷やす食物、水分のとりすぎは厳禁だ。

▼〔生活療法〕

※以下①～⑤まで、ひとつでもふたつでも、取り入れられることを実践する。

①ネギ入り生姜湯を1日2～3回飲む（ただの生姜湯でもよい）。

《ネギ入り生姜湯の作り方》

⑴ネギ約10gを刻み、茶碗に入れる。

⑵生姜をすりおろして、ガーゼでしぼり、⑴に10滴（5cc）加える。

⑶熱湯を茶碗に半分くらい注ぐ。

②唐ガラシ3個を刻み、45度のホワイトリカー1ℓに入れてビン詰めにし、冷暗所に1ヵ月保存する。その後、ガーゼなどでこす。これを、「唐ガラシチンキ」という。痛みのある部分に塗ると、即座に痛み止め効果が現れる。

③**生姜風呂**や、**ニンニク風呂**、**塩風呂**に入る。

④**生姜湿布**でもよいが、面倒くさいときには、生姜をすりおろしてガーゼでしぼり汁を作り、痛みのあるところにすり込むか、湿布する。

⑤次の**生ジュース**を飲む。

ニンジン　2本半（約500g）→300cc

玉ネギ　100g→70cc

計370cc（コップ2杯）

玉ネギは、保温・発汗作用、血行促進作用があるので、痛みに効く。少し飲みにくいが効果は強い。

⑫アレルギー

すでに説明したように、アレルギー性の病気は、結膜炎（涙）、鼻炎（くしゃみ、鼻水）、喘息（うすい水様痰）、アトピー（湿疹）というように、すべてが水毒の症状である。つまり、余分な水分と冷えが原因である。したがって、水分のとり方を控えること、むしろ汗や尿で排泄することで、水毒を改善する必要がある。

▼〔生活療法〕

※以下①〜⑥まで、ひとつでもふたつでも、取り入れられることを実践する。

①**ウォーキング**、**スポーツ**、**入浴**、**サウナ**などで体を温め、発汗と排尿を促す。
②毎日、**生姜紅茶**3杯以上を愛飲する（同じく発汗・利尿が促される）。
③体を冷やす陰性食品は避け、体を温める陽性食品を中心に**よく噛んで食べる**。
④アトピーの人は、少食を心がけること。また、できる限り**運動**する。
⑤アトピーには次の**生ジュース**を飲用するとよい。

ニンジン　2本（約400g）↓240cc
リンゴ　3分の2個（約200g）↓160cc
ゴボウ　100g↓50cc
計450cc（コップ2・5杯）

ゴボウは解毒排泄作用が強く、フランスでも「皮膚病の薬」として有名だ。

⑥夏は**海水浴**に行き、陽性の「塩」と「太陽の光」の恩恵にあずかるとよい。家では、自然塩一つかみを浴槽に入れて、**塩風呂**で体を温めるとよい（風呂から上がるときは、普通の湯か水で塩を洗い流すこと）。

⑬二日酔い

二日酔いの原因はアルコールにあると考えるのが、西洋医学である。だが、漢方では**二日酔いは水毒**と捉えている。

体内に余分な水分が入ってきて体が冷えると、体外に水を捨てて体を温めようとするメカニズムが働く。つまり、下痢、くしゃみ、鼻水、嘔吐などが起きる。また、余分な水分があると頭痛や腹痛などの痛みを生じる。

二日酔いの症状は、いまここに並べた水毒の症状であることがわかるだろう。

肝機能検査の一つであるγ-GTPは、飲酒すると上昇する。しかし、まったくの下戸でも、数値が上がってくることがある。それは、水、お茶、コーヒーなど水分をたくさんとる人の場合だ。これからも「二日酔いは水毒である」ということがよく理解できる。

二日酔いを治すには、発汗、利尿を促し、水毒を取り去ることがポイントとなる。

▼〔生活療法〕

※以下①〜④まで、ひとつでもふたつでも、取り入れられることを実践する。

①**梅醤番茶**か**生姜湯**を飲む。

②**ゆで小豆**を食べる。

③**キュウリに自然塩**をまぶして食べるか、**大根おろし**を食べる（キュウリは利尿作用があり、大根おろしは強力な消化酵素を含む）。

④**サウナ、入浴、ジョギング**などで発汗する（飲酒の前に発汗しておくと、二日酔いの

予防になる)。

(14)精力減退

ヨーロッパでは、ボクサーや自転車選手など体力の消耗の激しいスポーツ選手、また夜のプレイボーイ氏たちは、**玉ネギ**をよく食べるという。玉ネギに限らず、**ニラ**、**ニンニク**、**ネギ**、**ラッキョウ**などアリウム属の野菜には、興奮・催淫作用があることが、科学的に明らかにされている。

人の下半身は、植物でいえば根に当たる。漢方では、足腰の痛み、こり、頻尿、インポテンツなど下半身が弱った場合には、**ゴボウ**、**ニンジン**、**レンコン**、**ネギ**、**玉ネギ**、**山芋**などの根菜類を補ってやればよいと考える。

漢方の八味地黄丸《はちみじおうがん》は、まさに、老化現象、下半身の弱りに対する特効薬であるが、主な成分は山芋である。俗に「ゴボウ5時間、ニンジン2時間、山芋たちまち」などといわれるのも、あながち嘘ではあるまい。

また亜鉛を多量に含む、**牡蠣**、**エビ**、**生姜**などを多食することも、強壮・強精につながる。

▼〔生活療法〕

※以下①〜⑧まで、ひとつでもふたつでも、取り入れられることを実践する。

①**山芋酒**を愛飲する（176ページ参照）。

②**麦トロ**や**とろろソバ**を常食する。

③**ニンニク酒**を就寝前に飲む。

《ニンニク酒の作り方》

(1)ニンニク半玉を、よく洗って細かく刻む。

(2)(1)を焼酎4合の中に入れて、冷暗所に約一週間おく。

(3)(2)のなかに、氷砂糖またはハチミツ100gと生姜2片、ミカンの皮1個分を刻んで入れる。

(4)就寝前におちょこ2杯くらい飲む。

④**黒酢**と**黒ゴマ**をとる。

黒ゴマは昔からの強壮・強精食品である。黒酢適量に半分量の黒ゴマを加え、約1ヵ月間放置したものを、毎日スプーン2杯程度飲む。

⑤**生牡蠣**や**牡蠣鍋**などを牡蠣の季節には常食する。

⑥**玉ネギ**をみじん切りにし、カツオ節と醤油をかけて、1日1回は食べる。

⑦精力減退は、下半身の血行不良が大きな要因なので、**よく歩く**こと。また、入浴前に、**スクワット**をやるとよい。下半身の強化、精力増強に役立つ。

⑧**生ジュース**。ニンジン・リンゴの基本ジュースに、**セロリ**か**生姜**を加えるとよい。セロリも生姜も強精食品である。

ニンジン　2本（約400g）↓240cc

リンゴ　1個（約300g）↓240cc

セロリ　100g↓70cc

（または、生姜15g↓10cc）

計550（490）cc（コップ3杯）

(15) 腎臓病

腎臓は下半身に位置するから、腎臓病は臍から下の力が弱い人に起こりやすい。診察のとき、仰向けに横になってもらい、平手で腹部を押すと、臍より上に比べて臍より下が弱い状態を「臍下不仁《せいかふじん》」という。これは老人や、若くても腎臓病、インポテンツ、前立腺の病気になりやすい人に出てくるサインである。

相似の理論でいうと、腰から下は「根」にあたるから、**ゴボウ**、**ニンジン**、**レンコン**、**ネギ**、**玉ネギ**、**山芋**など根菜類をしっかり食べるとよい。腎臓病に効く漢方の八味地黄丸は8つの生薬のうち5つ（山芋、地黄、オモダカ、トリカブト、ボタン）までが、「根」の生薬でできている。

よく歩いて、下半身を鍛え、血行をよくする必要もある。

▼〔生活療法〕

※以下①〜⑦まで、ひとつでもふたつでも、取り入れられることを実践する。

①**腹巻**を一日中着用する。

②**スクワット**を無理のない回数より始め、下半身を鍛える。

③**ゆで小豆**（小豆50gを600ccの水で、水が半分になり、小豆が軟らかくなるまで

〔30分ほど〕煮る）か、小豆入りの赤飯を作って食べるとよい（小豆には利尿作用がある）。
④腹ばいになり、腰の腎臓の位置に**生姜湿布**を1日に2～3回施す。
⑤**半身浴**や**足浴**をとり入れ、腎臓のある下半身の血流をよくする。
⑥**麦トロ**や、**とろろソバ**を積極的に食べる。
⑦酒が飲める人は、**山芋酒**を寝る前に、毎日おちょこ2～3杯飲む。

⑯うつ病など

ニューヨークの市立病院で1年間365日の統計をとったところ、満月の夜には、「夫婦げんか」「刃傷沙汰」「交通事故」が多いことが判明したという。こうした出来事と満月は一見何の関係もないように思われるが、そうではない。月の光は青白い光を放つので、満月の夜は陰性の状態が強くなる。

インドでは精神病のことを「月の病」というし、英語でも「彼は少し頭がおかしい」というのを、"He is lunatic."（luna ＝月）という。

漢方でも、「陰」＝「冷え」が精神病、うつ病、ノイローゼ、自律神経失調症の原因であると考える。満月の陰性の夜に、精神の不調にからんだ事件・事故が多発するのもうなずける話なのだ。

こうした、うつや自律神経症など「陰」の病気の人は、体温の低い午前中がより不調である。このような病気にかかった場合、体を冷やす陰性食品は極力さけ、陽性食品をしっかりとらなければならない。また、体をよく動かしたり、入浴・サウナなどを利用したりして、体を温めることに配慮するとよい。

漢方には、うつ病の妙薬として、半夏厚朴湯がある。これは、生姜、シソの葉を主体とした薬である。生姜やシソの葉には「気を開く」、つまり気分を明るくする作用がある。

▼〔生活療法〕

※以下①〜⑧まで、ひとつでもふたつでも、取り入れられることを実践する。

①1日3回以上、**生姜湯**か**生姜紅茶**を飲む。

②1日3回、**シソの葉入り生姜湯**を飲む。

③約10gのシソの葉をコップ一杯の水で煎じて半量にし、1日3回に分けて温かくして

飲む。

④日常の料理にも、シソの葉をたっぷりと使う。たとえば、味噌汁にシソの葉を入れたり、サラダに添えたり、シソの葉の天ぷらを作ったりする。

⑤生姜も大いに利用する。生姜の漬物、紅生姜のほか、湯豆腐におろし生姜と醤油をかけて食べる、生姜を刻んで味噌汁に入れるなど。

⑥**生ジュース**を飲む。ニンジン・リンゴの基本ジュースに、シソの葉や生姜を入れてもよい。

ニンジン　2本（約400g）↓240cc
リンゴ　1個（約300g）↓240cc
シソの葉　50g↓35cc
（または生姜　15g↓10cc）
計515（490）cc（コップ3杯）

⑦生姜酒（またはシソ酒）を飲む。

《生姜酒またはシソ酒の作り方》

(1)ヒネ生姜（またはシソの葉）100gを水洗いし、水気を切ってから皮をむいて、薄くスライスする（シソの葉は刻む）。

⑵果実酒用の広口ビンに⑴と氷砂糖150gを入れ、ホワイトリカー1ℓを注ぎ込み、密封して冷暗所に3ヵ月間置く。

⑶その後、ガーゼなどでこして保存する。

⑷1日1回、就寝前に20〜30cc飲む。

⑧陽性食品を中心に一日二食を守り、努めて外気にふれ、太陽を浴びながら散歩やスポーツをやるとよい。太陽を浴びると、脳からのセロトニンの分泌が高まり、うつの改善に役立つ。また、アメリカの心理学者・マダックス博士が「どんなうつ病の薬も筋肉運動に優るものはない」と喝破しているが、散歩やスポーツは「うつ」の予防・改善に極めて大切である。

〔著者紹介〕

石原結實（いしはら・ゆうみ）

医学博士。1948年長崎市生まれ。長崎大学医学部を卒業後、血液内科を専攻。「白血球の働きと食物・運動の関係」について研究し、同大学大学院博士課程修了。スイスの自然療法病院B・ベンナー・クリニックや、モスクワの断食療法病院でガンをはじめとする種々の病気、自然療法を勉強。コーカサス地方（グルジア共和国）の長寿村にも長寿食の研究に5回赴く。

現在は東京で漢方薬処方をするクリニックを開く傍ら、伊豆で健康増進を目的とする保養所、ヒポクラティック・サナトリウムを運営。

著書はベストセラーとなった『生姜力』（主婦と生活社）『食べない健康法』（東洋経済新報社）『「体を温める」と病気は必ず治る』（三笠書房）、石原慎太郎氏との共著『老いを生きる自信』（PHP研究所）など、280冊以上にのぼる。著書は韓国、中国、台湾、アメリカ、ロシア、ドイツ、フランス、タイなど世界各国で100冊以上翻訳出版されている。

1995年～2008年まで、日本テレビ系「おもいッきりテレビ」へのレギュラー出演など、テレビ、ラジオ、講演などでも活躍中。

先祖は代々、鉄砲伝来で有名な種子島藩の御殿医。

『なぜ、「おなかをすかせる」と病気にならないのか？』

2015年1月31日　第1刷発行

著者　石原結實

発行者　長坂嘉昭

発行所　株式会社プレジデント社

〒102-8641 東京都千代田区平河町 2-16-1 平河町森タワー

電話：編集 (03)3237-3732　販売 (03)3237-3731

装幀　菊池 崇（ドットスタジオ）

印刷・製本　中央精版印刷株式会社

ISBN978-4-8334-2114-0